ÉTUDES

D'HÉMATOLOGIE PATHOLOGIQUE

BASÉES SUR

L'Extraction des Gaz du Sang

(VARIATIONS DE CAPACITÉ POUR L'OXYGÈNE PAR LE GLOBULE SANGUIN)

PAR

G.-E. LÉGEROT,

DOCTEUR EN MÉDECINE DE LA FACULTÉ DE PARIS,

Ancien interne suppléant à Bicêtre (aliénés),

Ancien élève diplômé de l'école des Hautes-Études, 1869 (section de physiologie).

PARIS

ADRIEN DELAHAYE, LIBRAIRE-ÉDITEUR

Place de l'Ecole-de-Médecine.

1874

ÉTUDES

D'HÉMATOLOGIE PATHOLOGIQUE

BASÉES SUR

L'EXTRACTION DES GAZ DU SANG

Paris. A. PARENT, imprimeur de la Faculté de Médecine, rue M^r-le-Prince, 31.

ÉTUDES

D'HÉMATOLOGIE PATHOLOGIQUE

BASÉES SUR

L'Extraction des Gaz du Sang

(VARIATIONS DE CAPACITÉ POUR L'OXYGÈNE PAR LE GLOBULE SANGUIN)

PAR

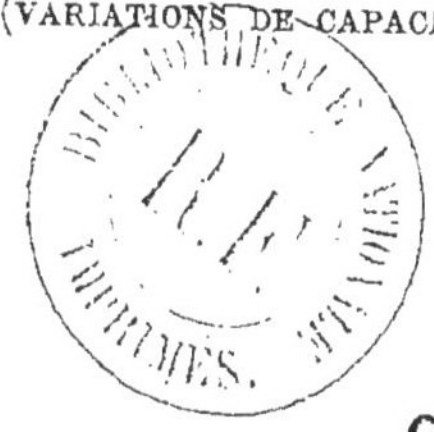

G.-E. LÉGEROT,

DOCTEUR EN MÉDECINE DE LA FACULTÉ DE PARIS,
Ancien interne suppléant à Bicêtre (aliénés),
Ancien élève diplômé de l'école des Hautes-Études, 1869 (section de physiologie).

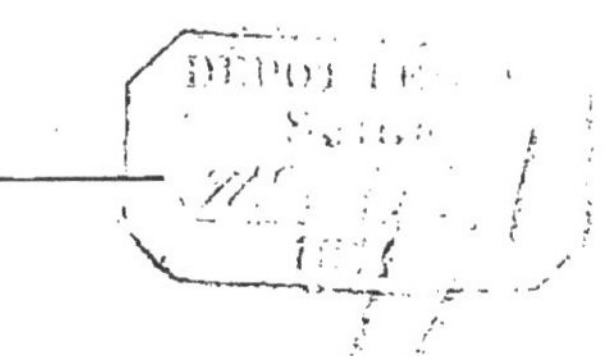

PARIS

ADRIEN DELAHAYE, LIBRAIRE-ÉDITEUR

Place de l'Ecole-de-Médecine.

—

1874

ETUDES

D'HÉMATOLOGIE PATHOLOGIQUE

BASÉES SUR

L'EXTRACTION DES GAZ DU SANG.

AVANT-PROPOS.

Etudier par l'expérimentation la physiologie pathologique du globule sanguin, faire l'analyse quantitative
et qualitative des principaux éléments dans lequel il
vit, c'est tendre vers la connaissance des lois qui do-
minent la pathologie générale.

Avant d'entreprendre ce travail, il fallait d'abord
choisir parmi les méthodes employées pour doser le
degré de vitalité de ces infiniment petits, et nulle autre que celle de l'extraction des gaz du sang ne nous
a paru satisfaire aussi bien à cette condition. En effet,
en dehors d'un chiffre plus ou moins approximatif, la
méthode de la numération des globules dans les différentes maladies ne fait pas plus connaître leur altéra-

tion propre que le dosage du fer contenu dans un poids donné de sang ne montre comment se comporte cet élément fondamental de l'hémoglobine pendant la grande fonction de l'hématose.

Nous avons donc, dans toutes nos expériences, mesuré la capacité d'absorption pour l'oxygène par le globule vivant, sain ou malade, puis, dosant en même temps le poids de ce globule frais, nous avons pu suivre les modifications qu'il subissait pendant ses différentes altérations.

Nous avons divisé notre travail en deux parties :

Le premier chapitre est consacré à l'historique de la question et à quelques généralités sur le sang, les appareils et les procédés que nous avons employés.

Dans le deuxième chapitre, nous avons donné la relation des expériences faites sur l'animal vivant, en y joignant quelques réflexions.

Le peu de variétés de maladies que nous avons pu communiquer aux animaux mis à l'étude, nous a forcé de restreindre nos conclusions. Nous avons cru devoir néanmoins les formuler, parce qu'elles sont avant tout l'expression du résultat, et c'est à ce titre que nous les soumettons à l'appréciation de nos juges.

Toutes nos expériences ont été exécutées dans le laboratoire de physiologie de M. le professeur P. Bert, à la Sorbonne. Il y aurait ingratitude de notre part à ne pas remercier ici vivement notre savant maître de l'appui et des conseils qu'il n'a cessé de nous prodiguer. Nous lui devons non-seulement notre éducation scientifique, mais encore les moyens nécessaires à l'exécution de ce travail.

PREMIÈRE PARTIE

CHAPITRE Ier.

HISTORIQUE.

C'est J. Mayow, qui, le premier, en 1674, reconnut que des bulles de gaz sortent du sang que l'on soumet à l'action du vide; l'interprétation qu'il donna de ce phénomène se ressent de l'époque dans laquelle il vivait, car il appela ce gaz « esprit igno-aérien ». Après lui on chercha à retirer les gaz du sang par trois procédés différents : 1° au moyen de la chaleur ; 2° par leur déplacement au moyen d'un autre gaz ; 3° par la diminution de pression.

1° *Par la chaleur.* — Humphry Davy, en 1799, put, au moyen de la chaleur, affirmer que dans le sang se trouvent 6 volumes d'oxygène et 9 volumes d'acide carbonique pour 100 ; mais ces quantités étaient loin d'être exactes, et les causes d'erreur étaient dues à l'imperfection de la méthode.

2° *Déplacement par les gaz.* — Priestley, vers 1777, avança que l'air inflammable, après son contact avec le sang, peut être réduit par l'air nitreux. Gertanner et Wasse isolaient, un peu plus tard, l'azote et l'acide carbonique, en faisant passer un courant d'hydrogène dans le sang. — Tout récemment, au moyen d'une nouvelle méthode d'extraction des gaz du sang, par le procédé de déplacement, Cl. Bernard montra que l'oxyde de carbone chasse complètement l'oxygène des globules, et il put ainsi mesurer le volume d'oxygène fixé.

3° *Par la diminution de pression*. — Au commencement de ce siècle, Vogel parvint à extraire l'acide carbonique du sang, en s'aidant de la diminution de pression. Quinze ans plus tard, Collard de Martigny reprit les expériences de Vogel; mais les résultats qu'il publia furent niés par J. Davy et par Mitscherlich. Ce dernier chimiste, voulant donner une explication des résultats trouvés par Vogel et Collard, prétendait que le gaz carbonique qui était dégagé était dû à l'intervention de quelque acide. Les expériences de Enschut et de Bischoff vinrent enfin nettement établir la présence du gaz carbonique dans le sang; et, à peu près à la même époque, les beaux travaux d'Andral et de Gavarret, et ceux de Prévost et Dumas, entrepris dans un autre ordre d'idées, approfondissaient la connaissance de la composition et des altérations du sang.

Les physiologistes et les chimistes n'étaient pas encore d'accord sur la présence de gaz dans le sang, lorsque parut le travail de Magnus, qui entraîna bientôt la conviction de tous les physiologistes. Les résultats qu'il publia en 1837 lui permirent d'affirmer que le sang contenait de l'oxygène, de l'acide carbonique et de l'azote.

Vingt ans après, Lothar Mayer, mettant en usage une méthode imaginée par Baumert, arriva à des résultats beaucoup plus exacts : il trouva qu'il existe dans le sang deux gaz carboniques, l'un libre que le vide déplace, et l'autre combiné qu'il obtenait au moyen de l'intervention de l'acide tartrique.

Les analyses des gaz du sang publiées ensuite par Ludwig dépassèrent en précision tout ce qui avait été fait auparavant, la pompe barométrique lui permettant de réitérer l'action du vide sur le sang qu'il expérimentait.

Parmi les derniers travaux, nous mentionnerons : ceux de Fernet, qui ont montré quels étaient les éléments salins qui avaient le plus d'affinité pour les gaz du sang : ce savant expérimentateur a pu donner ainsi leur coefficient de solubilité pour le sérum et les matériaux qui le constituent.

Ceux de Quinquaud, qui établissent que l'oxygène se fixe aussi bien sur l'hémoglobine dissoute que sur celle renfermée dans les globules.

Ceux de M. Brouardel qui le premier a donné une série d'analyses très-intéressantes sur les gaz du sang de plusieurs malades.

Ceux de MM. Urbain et Mathieu, qui donnent les causes de certaines modifications apportées dans les gaz du sang à l'état physiologique.

Tout récemment, enfin, les dernières recherches de notre maître, M. le professeur P. Bert, ont ouvert un nouvel horizon à la pathologie par l'étude des gaz du sang. Ses remarquables expériences sur l'influence que les modifications dans la pression barométrique exercent sur les phénomènes généraux de la vie lui ont suggéré l'idée d'étendre la question ; c'est, d'après ses conseils que nous avons entrepris ce travail, et c'est grâce à sa direction que nous avons pu l'achever.

CHAPITRE II.

PHYSIOLOGIE ET COMPOSITION DU SANG.

Le sang, suivant la définition de Cl. Bernard, est ce milieu intérieur qui, sans cesse irrigant tous les tissus de l'organisme, leur sert d'intermédiaire entre le milieu extérieur dans lequel vit l'individu tout entier, et les molécules vivantes qui constituent celui-ci.

Si, normalement, il sert à conserver à ces infiniment petits qui forment nos tissus leur intégrité physiologique, il peut devenir dans certains cas le véhicule par lequel les influences anormales viendront au contact de ces éléments anatomiques et pourront les altérer (influence des poisons inorganiques, miasmatiques, des matières fermentescibles, etc.). De là son double rôle, suivant qu'il est par lui-même un liquide physiologique ou un liquide pathologique.

Le sang contient en outre les éléments nécessaires à l'entretien de la vie, éléments qu'il vient puiser au dehors au moyen de certains appareils organiques :

Par le poumon, il reçoit sans cesse l'oxygène qu'il va distribuer dans tout l'organisme et qui sert aux combustions intimes.

Par l'appareil digestif, il puise dans les substances

alimentaires, devenues assimilables, les matériaux liquides ou figurés qui serviront ensuite à la nutrition
des tissus.

Il renferme de même tous les produits ultimes résul-
tant de la rénovation moléculaire, produits qui circu-
lent avec lui et qui sont versés à l'extérieur, soit à l'état
gazeux par la peau ou le poumon, soit à l'état liquide
par l'excrétion urinaire ; de là un nouvel élément d'al-
tération du sang, si ces fonctions sont modifiées.

On peut donc dire qu'en même temps que les tissus
trouvent dans le sang des conditions de température,
d'oxygénation, d'humidité, ainsi que des matériaux
azotés, hydrocarbonés et salins, sans lesquels leurs
fonctions et leur rénovation ne pourraient exister ré-
gulièrement, ce liquide leur sert de milieu dans lequel
ils rejettent tous leurs produits de décomposition.

De tout temps, le sang a été considéré comme un
liquide indispensable à la vie, mais cette idée n'est
exacte qu'autant qu'il renferme les éléments normaux
qui doivent le composer, et qu'il baigne des tissus capables de prendre ces éléments ; c'est à eux, en effet,
qu'appartient le rôle actif, le sang est avant tout passif ;
il apporte bien avec lui les matériaux de la vie, et les
abandonne dès qu'on les lui prend, mais faut-il encore
qu'il trouve des organes capables de le faire.

C'est pour avoir méconnu ces grands principes que
la saignée et la transfusion ont donné des résultats si
contraires à ceux qu'on leur demandait. En effet, ces
traitements ne sont justifiés qu'autant que les causes
des altérations du sang viennent du dehors, car, si le
sang est fait pour les organes, il est avant tout fait par

eux ; et, ne tenir compte que d'un des termes de cette double influence, c'est s'exposer à une thérapeutique des plus erronées. On aura beau régénérer le sang par la transfusion, ou par la saignée, si les organes sont malades, il perdra, dès qu'il se trouvera en contact avec eux, ses propriétés physiologiques.

L'étude du sang normal consiste à déterminer quels sont les caractères généraux physiques qu'il présente, et ensuite à étudier sa constitution en principes immédiats et en éléments anatomiques. Cette humeur n'apparaît dans l'économie qu'après le liquide de la vésicule ombilicale, alors que des modifications importantes se sont déjà produites dans l'embryon , ‑modifications qui ont donné lieu : 1º à l'épaississement du feuillet blastodermique interne, au moment où apparaissent les cellules qui vont former l'axe cérébro-spinal; 2º à la formation de la notocorde et de sa gaîne ; 3ᵉ à l'apparition des premiers faisceaux des lames dorsales et des fibres musculaires du cœur.

Les globules du sang apparaissent dans l'appareil circulatoire primitif, avant le plasma, et ce n'est que quelque temps après que celui-ci, fourni par la mère chez les vivipares, vient s'infiltrer entre eux et les isole les unes des autres. A compter de l'époque de l'arrivée du plasma, la quantité de celui-ci augmente plus rapidement que celle des globules, et finit par l'emporter sur celle des éléments anatomiques qu'il tient en suspension. Denis (de Commercy) a montré en effet qu'à l'époque de l'accouchement la quantité des globules rouges est encore à celle du plasma :: 722 : 278, tandis que la moyenne trouvée sur l'adulte est :: 446 : 554.

Le sang, parti du cœur gauche, remplit les artères puis revient au cœur droit par les veines, après avoir traversé les capillaires pour entrer dans celles-ci. Le cœur droit le chasse dans les poumons, où il y remplit la grande fonction de l'hématose; sa couleur, chez les vertébrés, varie suivant le vaisseau duquel on l'extrait : rouge-brun dans le système veineux, il est vermeil dans les artères.

Sa densité est en moyenne de 1052 à 1057; excepté les gaz dissous dans le plasma, et ceux fixés aux globules, auxquels il convient d'ajouter quelques principes gras : tous les éléments constituants du sang sont plus lourds que l'eau. La densité des globules rouges est de 1088 à 1105; celle du sérum défibriné égale 1028.

La tension dans l'appareil circulatoire est toujours positive dans les artères, tandis qu'en général elle est négative dans les veines, veine-porte et veines sus-hépatiques exceptées (Rosapelly).

Chez l'homme, où elle a été mesurée dans la fémorale, elle est de 14 centimètres de mercure.

Chez les autres vertèbres, elle varie entre 20 millimètres et 19 centimètres de mesure. Une série d'expériences a permis de donner une moyenne de la tension artérielle des vertèbres (Jolyet et Legerot).

1° Mammifères.	10 à 15 c.			Ophidiens. 6 à 8c.
2° Oiseaux. . . .	16 à 19 c.	4	{	Chilomens. 2,9^{mm} à 3,7^{mm}.
3° Poissons . . .	8 à 10, c. 9			Batraciens. 2 à 5. 2^{mm}.

La force de résistance des parois artérielles est considérable : nous avons vu une carotide de chien supporter une pression de 20 atmosphères sans éclater.

Lehmann et Weber ont donné comme rapport du poids du sang à celui du corps : 1 kilogramme de sang pour 11 à 12 kilogrammes. Bischoff a ramené ce chiffre entre $\frac{1}{13}$ à $\frac{1}{14}$. Ces expériences avaient été faites sur des suppliciés. Collin a démontré, par une série d'observations, que de tous les animaux l'homme est celui qui a le plus de sang, relativement au poids de son corps. Plus récemment, M. le Dr Grehant a introduit dans la science une méthode qui permet d'avoir une approximation très-grande.

C'est aux hématies que le sang des vertébrés doit sa couleur rouge, tandis que chez les invertébrés c'est le plasma qui est coloré : dans celui-ci flottent bien aussi des éléments figurés ; mais ces corps n'ont rien de commun avec les globules rouges : ils sont d'ailleurs incolores.

Les variations de couleur du sang sont dues, avant tout, à l'influence des gaz sur la coloration des hématies.

Le sang a une saveur légèrement salée ; il la doit au chlorure de sodium qu'il renferme (3 à 4 pour 1000 de plasma) ; il a une odeur qui lui est propre, mais peu prononcée, que la chaleur et certains acides accentuent ; on admet qu'elle est due aux acides buetyrique, hyrcique, etc.

Sa réaction est alcaline, et bien que Schérer prétende l'avoir trouvée neutre dans le sang d'une saignée et que Vogel affirme qu'après la mort il devient acide, Andral fait remarquer que dans toutes ses expériences sur le sang vivant, l'alcalinité est une loi générale à laquelle il ne fait aucune exception. Les observations de Vogel portaient probablement sur du sang qui avait subi des décompositions chimiques. Les phosphates et les carbonates basiques en dissolution dans le plasma sont les causes de l'alcalinité du sang.

Abandonné à lui-même, le sang se sépare spontanément en 2 parties : les acides, la chaleur et certains états pathologiques hâtent sa coagulation. Le caillot qui est la portion solide du sang est formé en grande partie des éléments anatomiques qui ont été emprisonnés par la fibrine du plasma au moment où celle-ci s'en est séparée.

Le sérum qui est la portion liquide contient en grande partie de l'eau dans laquelle se trouve dissous de l'albumine, des sels et les matières grasses du sang.

On trouve environ 667 de sérum pour 333 de caillot non desséché.

Ainsi donc, le plasma et les éléments anatomiques qu'il tient en suspension, telles sont les deux parties essentielles qui constituent le sang.

La partie liquide du sérum est constituée par de l'eau, qui tient à l'état de dissolution, des sels, des matières grasses, de l'albumine et de la fibrine.

Le sérum du sang défibriné, traité par la chaleur et les acides, donne lieu à un précipité floconneux d'albumine ; c'est sur cette réaction que M. le Dʳ Bouchard a basé sa méthode de dosage des globules à l'état frais. Nous décrirons plus loin les procédés qu'il convient d'employer.

Le tableau suivant, emprunté à Ch. Robin, donne les différentes parties constituantes du sang.

Composition du sang sur 1,000. Densité 1,052 à 1,057.

Eléments anatomiques en suspension : 320 à l'état frais, chez l'homme ; 300 chez la femme.

1 Globules rouges ou hématie, densité, 1,088.
2 Leucocytes, 1 pour 300 hématies, densité, 1,070.
3 Oxygène.
4 Hydrogène.
5 Azote.

Plasma 680 à 700. Densité du plasma, 1,028.

Principes de la 1re classe.

1 Eau.
2 Chlorure de sodium, 3,359.
3 Chlorure de potassium, 0,546.
4 Chlorhydrate d'ammoniaque.
5 Sulfate de potasse, 0,288.
6 Sulfate de soude.
7 Carbonate de soude, 1,200.
8 Carbonate de potasse.
9 Carbonate de chaux.
10 Carbonate de magnésie.
11 Phosphate de soude, 0,661.
12 Phosphate de potasse.
13 Phosphate de magnésie, 0,218.
14 Phosphate de chaux, 0,298.
15 Silice.
16 Phosphate de fer ?
17 Cuivre, plomb et manganèse, des traces à un état inconnu.

Principes de la 2e classe.

1 Acide carbonique.
2 Lactate de soude.
3 Lactate de chaux ?
4 Hippurate de soude.
5 Pneumate de soude.
6 Urates de soude, de potasse, de chaux et d'ammoniaque.
7 Inosate de soude.
8 Sudorates alcalins.
9 Urée, 0,177.
10 Créatinine.
11 Créatine.
12 Inosite.
13 Leucine.
14 Hypoxanthine.
15 Oléate de soude,
16 Manganate de soude,
17 Stéarate de soude,
18 Valérate de soude,
19 Butyrate de soude,
20 Oléine,
21 Manganèse,
22 Stéarine,
23 Matière grasse phorphorée (lécithine).
24 Séroline, 0,025.
25 Cholestérine, 0,100.
26 Glycose, 0,002.

(15 à 23 : } 1,772.)

Principes de la 3e classe.

1 Biliverdines, des traces.
2 Hémaphéine id.
3 Plasmine sèche : 25 p. 1,000. { *A* Fibrine proprement dite, sèche, 3 ; Humide, 15 euvion. { *a* Artérielle. *b* Veineuse. — *B* Fibrine soluble sèche, 22 ; Humide, 110. { Albumine des auteurs.
4 Sérine sèche, 53 ; humide, 371.
5 Peptone sèche, 4 ; humide, 28.

Le plasma est la partie liquide du sang encore contenue dans les vaisseaux; c'est un liquide homogène,
incolore ou légèrement citrin, un peu visqueux; main-
tenu à 0°, lorsqu'on vient de l'extraire de la masse sanguine, il peut être décanté sans coagulation et même
se filtrer quoique très-lentement; une température qui
se rapproche de 12 à 14° lui fait perdre de sa transparence et le rend gélatineux.

Les éléments anatomiques qui forment la portion fi-
gurée du sang ont été appelés hématies ou globules
rouges, leucocytes ou globules blancs et globulins;
ils entrent environ pour un tiers du poids dans la masse
du sang, et normalement on ne rencontre que 1 leu-
cocyte pour 400 hématies (Moleschott).

Nous nous occuperons spécialement de l'étude des
globules rouges qui sont les éléments chargés de por-
ter dans les profondeurs des tissus l'oxygène nécessaire aux phénomènes internes de la vie. Ce sont de
petits corps solides et élastiques, mais doués d'une certaine mollesse; il suffit, en effet, de suivre au microscope la circulation dans la membrane interdigitale ou
dans le mésentère de la grenouille, pour les voir se dé-
former et se courber dans les capillaires. On constate
aussi que les globules rouges, chargés d'oxygène, sont
plus consistants et plus élastiques que ceux qui se
trouvent dans le sang veineux.

Laissées au contact de l'air, les hématies se défor-
ment à leur surface; certaines altérations pathologiques
produisent ce même effet et leur font perdre leur hémoglobine (suppuration, septicémie). Les dissolutions
alcalines les altèrent et peuvent même les dissoudre.
Des dépôts granuleux d'apparence protoplasmique

Légerot.   2 peuvent exister dans leur intérieur sous l'influence de certains empoisonnements miasmatiques. Le gaz oxyde de carbone les rend plus fermes et leur donne une couleur rouge cerise, tandis que l'acide carbonique, l'hydrogène carboné et d'autres gaz les colorent en noir.

La forme des globules rouges varie dans la série animale : discoïdes et bi-concaves chez les vertèbrés mammifères (les caméliens exceptés), ils sont elliptiques et bi-concaves chez les autres vertébrés, à l'exception des poissons cyclostomes qui les ont ronds. Chez les mammifères, toute la masse du globule est homogène et sans noyau, sauf dans le premier âge de la vie de l'embryon où l'on trouve dans l'hématie un petit noyau rond, granuleux. Les vertèbrés ovipares ont toujours dans leurs globules rouges un noyau incolore, sphérique ou ovoïde, insoluble dans l'eau, et l'acide acétique, tandis que la masse rouge s'y dissout.

Quelques invertébrés ont bien dans leur sang des éléments anatomiques figurés, en général sphérique ; mais ils ne sont nullement comparables aux hématies, car ils ne renferment aucune matière colorante.

Les globules rouges du sang des mammifères sont généralement un peu plus petits que ceux de l'homme, les dimensions de ceux-ci étant de $0^{mm}006$ à $0^{mm}007$ sur $0^{mm}002$ d'épaisseur. Chez les oiseaux, les reptiles et les poissons, il existe des différences plus marquées. Chez les reptiles, ils sont généralement d'un grand volume, et dans la classe des batraciens, ils peuvent acquérir des dimensions relativement considérables ; en effet, les globules rouges du Protéus anguinus sont presque visibles à l'œil nu ; ils ont 1/15 de millimètre dans leur plus grand diamètre.

Lés leucocytes sont sphériques et incolores : vus par transparence, ils paraissent blancs ; ils ont la plus grande analogie avec les globules du pus, du chyle et de la lymphe. Les réactifs chimiques font apparaître dans leur intérieur de un à quatre petits noyaux, lorsque leur état finement granuleux n'a pas été remplacé par le dépôt de granulations graisseuses dont ils sont souvent le siége. Dans la circulation ils sont adhérents aux parois des vaisseaux et cheminent tres-lentement : à l'état frais, ils peuvent présenter des expansions sarcodiques.

Pour M. Ch. Robin, les globulins que l'on trouve dans le sang seraient des leucocytes à l'état de noyaux libres.

Les gaz qui peuvent être extraits du sang physiologique sont l'oxygène, l'acide carbonique et l'azote ; dans le sang putréfié, nous avons trouvé jusqu'à 250 cent. cubes de carbonate d'ammoniaque pour 100 cent. cubes de sang, et certaines affections pathologiques paraissent donner lieu à la production d'hydrogènes carboné et sulfuré (?) (Legerot, Urbain Mathieu.)

1° *De l'oxygène combiné au sang.*

L'oxygène est fixé à peu près exclusivement sur les globules rouges, tandis que l'acide carbonique et l'azote sont surtout dissous dans du plasma.

Le tableau suivant indique en volume la quantité de gaz chassé de 100 volumes de sang, ramené à zéro et sous une pression de 1 mètre ; on voit que les auteurs ont noté deux sortes d'acide carbonique, le gaz carbonique libre et le gaz carbonique lié, ce dernier ne se déplaçant qu'en présence de l'acide tartrique.

	O.	Co².	Az.	Total.	Co² lié	N. des auteurs.
Sang veineux humain.	16,41	28,28	1,20	45,89	2,32	Setschnow.
Sang veineux chien. . .	4,15	29,32	3,05	36,52	5,49	Schœffer.
Sang artériel chien. . .	11,39	30,08	4,18	45,65	1,90	
Sang veineux mouton. .	3,78	27,04	0,99	31,81	8,71	Preger.
Sang artériel mouton. .	11,31	24,19	2,01	38,52	4,68	

Il faut dire que les procédés employés par ces auteurs étaient défectueux ; les résultats suivants fournis par Ludwig qui faisait l'extraction au moyen de la pompe à mercure, sont plus exacts.

	O.	Co².	Az.	Vol. total.
1° Sang artériel.	15,03	27,99	1,60	44,53
2° Sang veineux.	8,17	31,27	1,36	40,80

Les modifications apportées dans la construction de la pompe à mercure par M. Grehant et l'indication de chauffer le sang jusqu'à près de 100 degrés, ainsi que M. le professeur P. Bert le fait dans toutes ses analyses, ont permis d'extraire tous les gaz dissous dans ce liquide sans l'intervention d'aucun acide.

L'oxygène qu'on trouve dans le sang est emprunté par celui-ci à l'atmosphère au moyen du poumon ; il pénètre par endosmose les parois des capillaires et le plasma, et il va se fixer en grande partie dans les globules ; en effet, sur 18 à 25 c. c. d'oxygène que l'on extrait de 100 c. c. de sang, il n'y en a que 2 à 3 c. c. dissous dans le sérum. Le sang, néanmoins, n'en est jamais saturé, et quand il est battu dans l'air ou mieux dans l'oxygène, il peut en absorber jusqu'à 10 c. c., de plus que l'analyse directe n'en avait fourni au sortir du vaisseau. M. Grehant a trouvé que le sang qui sort de la carotide donnait 16 c. c., 3 pour 100 c. c. de sang, et que, dans la même quantité de sang suroxygéné, on pouvait en extraire jusqu'à 26 c. c. 8.

Le sang artériel est celui des deux sangs qui absorbe le moins par le contact direct avec l'air, et celui des animaux à jeun est toujours moins riche en oxygène que le sang des animaux en digestion. Cl. Bernard a montré que le sucre diminue le pouvoir absorbant, tandis que le sel marin l'augmente, et que 45 degrés est la température limite d'absorption; passé ce degré, les hématies deviennent noires et perdent leur propriété de fixer de l'oxygène. D'après Fernet, le pouvoir dissolvant des globules rouges pour l'oxygène est dans le poumon vingt-cinq fois plus grand que celui du sérum. Les belles expériences de M. le professeur P. Bert ont montré que les efforts de la compression et de la dépression influent sur les phénomènes généraux de la vie en agissant sur le pouvoir absorbant des hématies. Ce savant physiologiste a pu donner ainsi l'explication des états pathologiques qui se produisent lorsque l'être vivant est placé au sein de pressions moindres qu'une atmosphère ou supérieures à celle-ci. C'est grâce aussi à ses travaux que tout récemment des aéronautes ont pu s'élever à des hauteurs exceptionnelles en puisant de temps à autre dans des mélanges gazeux dont la richesse en oxygène variaient de 45 à 75 0/0, cet élément nécessaire à l'entretien de leur vie, alors qu'ils subissaient une dépression de 33 centimètres de mercure.

Les hématies ne tiennent pas en dissolution l'oxygène qu'elles transportent. Cl. Bernard a montré que l'acide pyrogallique, si avide de ce gaz, ne s'en empare pas, et il a fait voir de même que l'oxyde de carbone déplace l'oxygène des globules, et ne peut être à son tour déplacé par un autre gaz. De là une méthode de doser les gaz du sang au moyen de l'oxyde de carbone; il est vrai de dire que ce gaz ne chasse qu'incomplètement l'acide carbonique, parce que celui-ci est surtout en dissolution dans le plasma.

Le sang veineux contient toujours de l'oxygène, environ 8 cc. pour 100 cc. de sang ; il a une capacité oxygénante plus forte que celle du sang artériel, mais moindre que les tissus de l'organisme. M. Bert a montré en effet que les reins, le cerveau, les muscles, etc., absorbent jusqu'à 50 et 60 cc. d'oxygène pour un poids de 100 grammes.

Le sang artériel contient toujours plus d'acide carbonique que d'oxygène, et, dans les combustions internes des tissus aussi bien que dans la fonction de l'hématose, jamais il ne perd tout son acide carbonique, pas plus que le sang veineux ne cède tout son oxygène. Une température supérieure à 45° agit fatalement sur l'état du sang; les globules se modifient, leur substance propre se combine avec l'oxygène, et ils perdent le pouvoir de se réoxygéner (Cl. Bernard); c'est là certainement une des causes de la mort par l'insolation dans laquelle le sang offre tous les signes de l'asphyxie.

Lorsque la quantité d'oxygène contenue dans le sang artériel s'élève environ à 35 cc. pour 100 cc. de liquide, ce gaz se comporte comme un poison rapidement mortel et la mort ressemble à celle produite par le tétanos, la strychnine, l'acide phénique, etc. (P. Bert).

Les travaux de Hoppe Seyler ont surtout montré que les globules fixent l'oxygène au moyen d'une matière colorante qu'ils renferment : l'*hémoglobine;* celle-ci forme en poids près des neuf dixièmes des principes fixes des globules. Un gramme d'hémoglobine au contact de l'air absorbe plus que son poids d'oxygène (1 gr. 3), autant qu'un même poids d'hématies (Quinquaud). Les agents réducteurs, le vide lui enlèvent facilement cet oxygène ; on a trouvé par l'analyse chimique que 100 gr. d'hémoglobine contiennent 3 gr. de fer.

2° *De l'acide carbonique du sang.*

L'acide carbonique est en plus grande proportion dans le sang veineux que dans le sang artériel, bien que ce dernier en renferme davantage que d'oxygène ; la dissolution de ce gaz dans le sang varie suivant le titre de la solution saline du plasma. Fernet a montré que le gaz carbonique se dissout en moins grande quantité dans les solutions de chlorures que dans l'eau, et que son coefficient de solubilité dans le plasma est en rapport avec la présence du phosphate et du carbonate de soude, un équivalent de chacun de ces composés fixant un équivalent de gaz carbonique.

$$PHO^5\ 2NAO,HO + CO^2 = PHO^5CO^2\ 2NAO,HO.$$
$$CO^2\ NAO,HO + CO^2 = 2CO^2\ NAO,HO.$$

Il se forme ainsi un bicarbonate de soude et un composé doublement basique contenant un équivalent de phosphate et un équivalent de carbonate de soude.

Le volume du gaz carbonique chimiquement combiné, indépendamment de toute pression, serait de 47 pour 100 dans le sérum pur et de 59 pour 100 dans le sang contenant les éléments figurés.

Le sang ne produit pas d'acide carbonique, mais il sert de véhicule à celui qui se forme pendant les actes chimiques qui se passent dans les tissus ; c'est au contact des éléments anatomiques que le plasma s'empare de l'acide carbonique. Cependant, il n'en est jamais saturé :

à 39°, 100 cc. de sang pouvaient encore en dissoudre 48 cc. (Cl. Bernard).

C'est surtout par le poumon que s'élimine le gaz carbonique ; la peau, la salive et les urines n'en fournissent qu'une petite quantité.

3° *De l'azote du sang.*

L'azote se trouve dans le sang en petite quantité ; en moyenne 1 à 3 cc. pour 100 cc. de sang (Robin) ; le sérum n'en dissolvant que 1,4 environ (Fernet), il s'en fixe une certaine quantité sur les globules.

Sous des pressions de 10 à 20 atmosphères, le sang en dissout jusqu'à 90 pour 100 volumes de sang ; dans ces conditions, si la décompression se fait trop vite, l'azote redevenant libre est emmené dans le torrent cirlatoire à l'état de bulles gazeuses et opère des embolies dans les viscères (P. Bert).

Nous avons vu, dans le laboratoire de M. le professeur P. Bert, ces embolies dans les vaisseaux médullaires, sur des chiens décomprimés brusquement et qui étaient devenus paraplégiques ; ce n'était qu'en leur faisant respirer de l'oxygène pur que notre savant maître pouvait leur donner le moyen d'éliminer cet excès d'azote et d'éviter ainsi la mort.

Le contact de l'azote avec le sang et le battage de celui-ci dans une atmosphère du même gaz ne modifient pas sensiblement son coefficient de solubilité. En général, ce gaz est emprunté à l'atmosphère, surtout lorsqu'on tient les animaux à l'état d'inanition prolongée ; néanmoins on a constaté qu'il peut s'en former dans le sang, alors qu'on place des animaux au sein d'une atmosphère d'hydrogène.

CHAPITRE III

Des généralités qui précèdent, nous voyons que le
coefficient de solubilité des gaz dans le sang varie suivant la pression barométrique et l'état du milieu am-
biant dans lequel l'être vivant respire. Les expériences
que nous consignons dans la deuxième partie de notre
travail nous montreront que les affections pathologiques peuvent faire varier aussi ce coefficient de solubilité en venant altérer la texture du globule sanguin.

Nous avons extrait les gaz du sang au moyen de la
pompe à mercure perfectionnée par M. le docteur
Gréhant, et nous nous sommes servi de la méthode de
dosage du poids des globules de M. Bouchard, méthode
qui donne des résultats excellents lorsque les précau-
tions les plus minutieuses sont apportées dans l'exécution de ses procédés, et que nous décrivons ici, parce
qu'elle n'est pas assez connue.

Des échantillons du sang à analyser étant recueillis
dans deux capsules pesées (10 à 15 gr. par capsule), on
les abandonne à la coagulation, dans la capsule 2, on
a versé auparavant quelques grammes (5 gr. pour 10 gr.
sang) d'une solution neutre, en ce sens, qu'elle ne doit
agir sur les globules ni pour les gonfler, ni pour les
faire revenir sur eux-mêmes. Cette solution est faite
avec : sucre de canne, q. s. ; eau distillée, q. s. pour
marquer 1,026 au densimètre, on doit d'ailleurs à

chaque analyse vérifier au microscope l'action de la solution sur les globules ; trop concentrée, elle diminue leur volume, trop peu dense, elle les gonfle.

Après un temps suffisant le caillot des deux capsules se rétracte et reste baigné dans un sérum incolore, à l'aide d'une pipette, on prend de deux à quatre grammes du sérum dans chaque capsule (2 gr. pour 10 gr. sang), on les additionne d'eau distillée, acidulée avec acide azo tique pur $\frac{1}{10}$ et on traite par la chaleur ; le précipité floconneux d'albumine qui se forme est recueilli sur un filtre préalablement desséché à l'étuve, et pesé à sa sortie; on le lave ensuite à l'eau bouillante acidulée avec $\frac{1}{20}$ d'acide azotique, on sèche les filtres à l'étuve, et leurs poids donnent la quantité d'albumine contenue dans chacun des deux sérums. On a ainsi les éléments suffisants pour doser le sérum contenu dans la capsule 2.

Soit a le poids connu d'albumine contenue dans un gramme de sérum pur (caps. 1).

Soit a' le poids d'albumine contenue dans un gramme de sérum étendu (caps. 2).

l Le poids du liquide ajouté au sang dans la cap sule 2.

Et x le poids total du sérum contenu dans la capsule 2, avant son mélange avec la solution neutre.

On peut dire que le poids de l'albumine contenue dans le sérum de la capsule 2, est :

$$ax \text{ ou } a'(x + l).$$

1° $ax = a'(x + l)$; 2° $ax - a'x = a'l$ 3° $x(a - a') = a'l$.

d'où l'on tire $x = \dfrac{la'}{a - a'}$.

Connaissant la quantité de sérum contenu dans la capsule 2, on peut la rapporter à 1,000 gr.

On prend ensuite le caillot de la capsule 1, on l'enferme dans un nouet, on le malaxe sous un courant d'eau, jusqu'à ce qu'il soit décoloré, on le lave à l'alcool absolu, et on le dessèche à l'étuve, son poids représente celui de la fibrine contenue dans le sang de la capsule 1.

Etant ainsi donné : 1° le poids du sérum ; 2° le poids de la fibrine, on a par différence le poids des globules à l'état frais.

L'analyse quantitative du sang portant sur 10 gr. seulement, nous avons négligé dans les résultats que nous donnons de diminuer le poids des matériaux salins et gras, nous avons pensé que l'approximation était suffisante, l'erreur ainsi commise ne portant que sur une décimale de second ordre.

Les analyses gazométriques ont été faites sous le mercure, l'acide carbonique était absorbé par la potasse, l'oxygène par l'acide pyrogallique, et le volume gazeux restant représentait l'azote. Nous avons noté à chaque fois la température du mercure et la pression barométrique afin de ramener à 0° et à 0,760 les volumes gazeux.

Nous avons mis en expérience une série d'animaux chez lesquels avaient été provoquées des affections du poumon, de la septicémie, de la suppuration, et des empoisonnements par l'oxyde de carbone, le phosphore et l'enduit cutané. Nous avons aussi noté le degré d'absorption du sang pour l'oxygène à différentes époques de la vie, et celui de l'hémoglobine du sang putrifié. Ce sont ces expériences qui sont relatées dans la seconde partie de ce travail.

SECONDE PARTIE

Expériences sur la capacité d'absorption pour l'oxygène du sang frais et du sang putréfié.

* * *

SANG FRAIS.

1ʳᵉ expérience.

Chien mâle, griffon, très-vif. Poids 8k.600. TR. 38°, P. 90, R. 16.
24 avril. L'animal a été morphiné (0,05ᵉ en solution); l'humérale droite étant découverte, on prend :

 1° 9 cc. sang analysé directement, A.
 2° 12 cc. sang défibriné, suroxygéné, etc., B.
 3° 20 gr. sang pour analyse quantitative.

Temp. mercure 20°. Pression barométrique 0,7608.

1ʳᵉ *analyse* A. — Vol. gaz : 4 cc.,60 pour 9 cc. sang.
  $Co^2 32,20$. $O.17,77$. $Az. 1,88$.

2ᵉ *analyse* B. — Vol. gaz. : 4 cc.,50 pour 9 cc. sang.
  $Co^2 25,55$. $O.22,22$. $Az.1,80$.

Résultats fournis par l'analyse quantitative de 10 gr. de sang.

 Poids sérum, 6,600.
 Poids fibrine, ,0025.
 Poids globule frais, 3,375, par différence.

L'animal a été rendu très-malade par la morphine, on le laisse en repos et huit jours après la plaie est guérie.

14 mai. Animal complètement rétabli, poids 9 k. 800 TR. 38°, P. 140, R. 26.

On le morphine et on met à découvert l'humérale gauche dans laquelle on prend :

 1° 12 cc. sang analysé directement, A.
 2° 12 cc. sang défibriné suroxygéné, etc., B.
 3° 20 gr. sang pour analyse quantitative.

Temp. mercure 14°. Pression barométrique 0,7639.

3ᵉ *analyse* A. — Vol. gaz : 7 cc.,20. pour 12 cc. sang.
$Co^2$45,22. O.15,30. Az.2,00.

4ᵉ *analyse* B. — Vol. gaz. : 4 cc.,70 pour 9 cc., 0 de sang.
$Co^2$27,89. O.19,96. Az.1,80.

Résultats fournis par l'analyse quantitative de 10 gr. de sang :
Poids sérum, 6,890.
Poids fibrine, 0,050.
Poids glob. frais 3,375 par différence.

L'animal, comme la première fois, a été très-impressionné par la morphine ; il a eu de la fièvre, de la diarrhée et de l'œdème de la patte ; quinze jours après l'opération, la plaie est cicatrisée ; il est laissé néanmoins en repos jusqu'au 28 juin.

28 juin. Animal rétabli complètement. Poids 11 k.,580. TR. 39,2. P. 130. R. 40 (petites, saccadées).

L'artère fémorale gauche étant découverte, on prend :
1º 12 cc. sang analysé directement, A.
2º 18 cc. défibriné, suroxygéné, B.
3º 20 gr. pour analyse quantitative.

Temp. mercure 22,5. Pression b. 0,7473.

5ᵉ *analyse* A. — Vol. gaz. : 7 cc.,80 pour 12 cc. sang.
$Co^2$45,00. O.18,33. Az.1,30.

6ᵉ *analyse* B. — Vol. gaz. : 8 cc..04 pour 16 cc. sang.
$Co^2$30,61. O.20,63. Az.1,30.

Résultats fournis par l'analyse quantitative de 10 gr. de sang :
Poids sérum, 6,690.
Poids fibrine, 0,020.
Poids glob. frais, 3,290 par différence.

L'animal est rétabli au bout de dix jours ; la plaie est complètement guérie ; il continue d'être en expérience.

Réflexions. — La comparaison des analyses 2, 4, 6 (B) montre que la capacité d'absorption des globules pour l'oxygène variait avec le poids de ces globules dans un rapport à peu près constant.

SANG PUTRÉFIÉ.

2ᵉ *expérience.*

Sang de cheval putréfié.
21 avril. On apporte de l'abattoir du sang défibriné, il est suroxygéné pendant un quart d'heure dans un flacon d'oxygène.
Temp. mercure 18º. Pression barométrique 0,7557.

i^re *analyse*. — Vol. gaz. : 3 cc.,16 pour 48 cc. sang.

$$\left.\begin{array}{l} \text{Co}^2\ 42,00 \\ \text{O.}\ \ \ 20,20 \\ \text{Az.}\ \ \ 1,80 \end{array}\right\} \text{pour 100 cc. de sang.}$$

200 grammes de sang sont alors placés dans un flacon à l'abri de l'air et on abandonne à la putréfaction.

11 juillet. On prend un échantillon de sang qui est très-noir et répand une odeur infecte. L'examen microscopique ne montre aucun globule ; on voit quelques granulations. L'hémoglobine est dissoute dans le sérum.

25 cc. de sang sont suroxygénés pendant vingt minutes dans un milieu d'oxygène.

Temp. mercure 24º. Pression b. 0,7558.

2e *analyse*. — Vol. gaz. : 4,90 pour 12 cc. de sang.

$$\left.\begin{array}{l} \text{Co}^2\ 20,00 \\ \text{O.}\ \ \ 19,17 \\ \text{Az.}\ \ \ 1,75 \end{array}\right\} \text{pour 100 cc. de sang.}$$

Réflexions. — Si l'on compare la capacité d'absorption pour l'oxygène du sang frais (1re analyse) à celle du sang putréfié (2e analyse), on voit qu'elle est sensiblement la même.

SANG PUTRÉFIÉ.

3e *expérience*.

18 mai. On prend par la carotide d'un chien mis en expérience :

    1º 20 cc. sang analysé direct., A.

    2º 30 cc. sang défibriné, suroxygéné, B.

    3º 150 gr. sang défibriné, et renfermé dans un flacon abandonné à la putréfaction, C.

Temp. mercure 16º. Pression barométrique 0,7601.

1re *analyse* A. — Vol. gaz. : 10 cc.,80 pour 20 cc. sang.

    Co^2 38 cc.,00. O.14,00. Az.2,00.

2e *analyse* B. — Vol, gaz. : 9,55 pour 20 cc. sang.

    Co^2 30,00. O.16,00. Az.1,70.

Le 17 juillet on ouvre le flacon ; le sang est très-noir, il répand une odeur infecte ; le microscope ne montre pas de globules. On prend 50 gr. de sang qui sont secoués dans un flacon rempli d'oxygène (80 0/0) pendant vingt minutes : 12 cc. de sang sont ensuite analysés ; l'odeur est moins infecte et la coloration est sensiblement plus rouge.

Temp. mercure 22º. Pression barométrique 0,7592.

3ᵉ *analyse* C. — Vol. gaz. : 3 cc.,75 pour 12 cc. de sang.
$Az.H^3.Co^2$290 cc., O.14,17. Az.1:66.

Réflexions. — Cette troisième expérience, par l'iden-
tité de ses résultats avec ceux des deux précédentes,
montre que l'hémoglobine, qu'elle soit renfermée dans
les globules sains, ou qu'elle soit en dissolution dans
le sérum, possède la même capacité absorbante pour
l'oxygène.

AFFECTIONS PULMONAIRES.

4ᵉ expérience. — 14 septembre.

Chien barbet, bien portant; poids 9 k.,330,
L'artère et la veine fémorale étant mises à découvert, on prend :
    1° 20 cc. sang analysé directement, A.
    2° 25 cc. sang défibriné, suroxygéné, B.
    3° 25 cc. sang veineux analysé direct., C.
    4° 20 gr. pour analyse quantitative.
Temp. mercure 17°. Pression barométrique 0,7612.
1ʳᵉ *analyse*, A. — Vol. gaz. : 12 cc.,60 pour 20 cc. sang.
    $Co^2$40 cc.,00. O.21 cc.,00. Az.2 cc.,00.
2ᵉ *analyse*, B. — Vol. gaz. : 7 cc.,00 pour 15 sang.
    $Co^2$20 cc.,00. O.25 cc.,00. Az.1 cc.,66.
3ᵉ *analyse*, C. — Vol. gaz. : 13 cc.,90 pour 25 cc. sang.
    $Co^2$43 cc.,00. O.10 cc.,40. Az.1 cc.,60.
Résultats fournis par l'analyse quantitative de 10 gr. de sang :
    Poids sérum, 5,921.
    Poids fibrine, 0,020.
    Poids glob. frais, 4,059 par différence.
On injecte ensuite dans la trachée, au moyen d'un trocart, 4 cc.
huile d'olive; des accès de suffocation et de toux se produisent,
puis l'animal se remet peu à peu ; néanmoins il paraît inquiet et
se couche dès qu'il est à son chenil.
Vingt heures après, en l'absence de complications thoraciques,
on fait une nouvelle injection de 4 cc. d'huile. L'animal est laissé
en repos jusqu'au 28 ; l'auscultation et la percussion pratiquées
chaque jour ne révèlent que quelques râles humides.
28 septembre. On prend dans la fémorale mise à découvert :
    1° 20 cc. sang analysé directement, A.
    2° 20 cc. sang défibriné, suroxygéné, B.
    3° 20 gr. sang pour l'analyse quantitative.
Temp. mercure 17,6. Pression barométrique 0,760.

4ᵉ analyse, A. — Vol. gaz. : 12 cc.,70 pour 20 cc. sang.
Co²40 cc:,50. O.20 cc.,00. Az. 3 cc.,00.

5ᵉ analyse, B. — Vol. gaz. : 5 cc.,08 pour 10 cc. sang.
Co²28,00.O.21,00. Az. 1.80.

Résultats fournis par l'analyse quantitative de 10 gr. de sang :
Poids sérum, 6,014.
Poids fibrine, 0,040.
Poids glob. frais, 3,946, par différence.

L'animal, qui avait eu des accès de toux pendant les premiers jours qui ont suivi l'opération, se remet; au 4 octobre, bien qu'il ne tousse plus, il est toujours inquiet.

4 octobre. La trachée et l'artère carotide étant mises à nu, on prend :
1° 20 cc. sang analysé directement, A.
2° 20 cc. sang défibriné, suroxygéné, B.

6ᵉ analyse, A. — Vol. gaz. : 12 cc.,70 pour 20 cc. sang.
Co²39 cc.,60. O.16 cc.,25. Az.1 cc.,57.

7° analyse, B. — Vol. gaz. : 5 cc.,08 pour 10 cc. sang.
Co²27 cc.,42. O.20 cc.,00, Az:1 cc.,50.

On injecte ensuite par la trachée 5 cc. huile d'olive. L'animal, une fois détaché, est triste, inquiet ; il recherche l'obscurité, il est laissé en repos jusqu'au 6 octobre; aucun accès de toux pendant cet intervalle; on prend alors dans la carotide :
1° 10 cc. sang analysé directement, A.
2° 20 cc. sang défibriné, suroxygéné, B.
3° 20 gr. sang pour analyse quantitative.

Temp. mercure 15°. Pression barom. 0,7581.

8ᵉ analyse, A. — Vol. gaz. : 5 cc.,05 pour 10 cc. sang.
Co²37 cc.,50. O.9 cc.,00. Az.4 cc.00.

9° analyse, B. — Vol. gaz. : 3 cc.,80 pour 10 cc. sang.
Co²21 cc.,70. 14 cc.,30. Az.2 cc.,00.

Résultats fournis par l'analyse quantitative de 10 gr. de sang :
Poids sérum, 6,338.
Poids fibrine, 0,065.
Poids glob. frais, 3,607.

L'animal a succombé à une hémorrhagie dans la nuit du 8 octobre.

Autopsie. — Poids 8 k.,450. C'est par des fémorales que l'hémorrhagie a eu lieu ; les muscles sont un peu décolorés : les viscères paraissent sains. Quelques points pneumoniques ; les poumons surnagent, mais si on les malaxe sous l'eau ; ils laissent échapper des gouttelettes d'huile.

Réflexions. — Bien que l'on ait injecté, en différentes fois, 16 cc. d'huile, peu de désordres ont été produits

dans l'appareil respiratoire. En comparant les différentes analyses, il n'y a un écart sensible entre le rapport des globules frais à celui de leur capacité oxygénante que dans la dernière analyse. La mort de l'animal,
en venant interrompre l'observation, laisse un doute sur
la cause de cet écart.

5e *expérience.*

7 novembre. Chienne terrier, très-robuste, poids 6 l. 100. On
prend dans la fémorale :

    1° 15 cc. sang analysé direct., A.
    2° 25 cc. sang défibriné, suroxygéné, B.
    3° 20 gr. sang pour l'analyse quantitative.

Temp. mercure 14°. Pression barom. 0,7522.

1re *analyse*, A. — Vol. gaz : 8,80 cc, pour 15 cc. sang

    $Co^2$36 cc., 00. O.20 cc.,86. Az.1 cc., 80.

2e *analyse*, B. — Vol. gaz. : 11 cc. 00 pour 20 cc. sang.

    $Co^2$28 cc., 25. O.23 cc., 90. Az. 1 cc., 75.

Résultats fournis par l'analyse quantitative de 10 gr. de sang

    Poids sérum, 5,893.
    Poids fibrine, 0,030.
    Poids glob. frais, 4,077.

L'animal, pendant l'opération, ventilait son poumon; il a eu
hémorrhagie veineuse de 50 gr. environ ; on lui injecte 5 cc. huile
d'olive dans la trachée au moyen d'un trocart.

Jusqu'au 26 novembre, l'animal est très-malade, le membre sur
lequel a été pratiqué la ligature est très-œdématié, le tissu cellulaire gangrené, des décollements s'étaient produits, on a nettoyé
et pansé les plaies avec une solution phéniquée.

26 novembre. On prend dans l'artère fémorale mise à nu :

    1° 15 cc. sang analysé direct., A.
    2° 15 cc. sang défibriné, suroxygéné, B.
    Temp. mercure 12°. Pression barom. 0,7548.

3e *analyse*, A. — Vol. gaz. : 6 cc. 20 pour 15 cc. sang.

    $Co^2$23 cc., 92. O.14 cc., 40. Az.1 cc., 80.

4e *analyse*, B. — Vol. gaz, : 4 cc. 90 pour 12 cc. sang.

    $Co^2$18 cc., 33. O.20 cc., 00. Az.1 cc., 80.

Après l'opération on injecte 20 cc. huile dans la trachée, l'animal paraît d'abord asphyxié, puis se remet peu à peu, la voix est
devenue rauque; l'auscultation et la percussion pratiquées chaque
jour jusqu'au 2 décembre ne révèlent rien d'anormal, bien que
l'animal ait de temps à autre quelques accès de toux.

Légerot.   3

2 décembre. On prend dans l'humérale gauche mise à découvert :

    1° 15 cc. sang analysé directement, A.
    2° 20 cc. sang défibriné, suroxygéné, B
    3° 20 gr. sang pour analyse quantit.

Temp. mercure 10°. Pression barom. 0,7703.

5ᵉ *analyse*, A. — Vol. gaz. : 6 cc. 80 pour 15 cc. sang.

    $Co^2$32 cc., 00. O.16 cc.,00. Az.2 cc., 00.

6e *analyse*, B. — Vol. gaz. : 7 cc. 50 pour 15 cc. sang.

    $Co^2$25,00. O.19,00. Az.1 cc., 60.

Résultats fournis par l'analyse quantitative de 10 gr. de sang :

    Poids sérum, 6,680.
    Poids fibrine, 0,070.
    Poids glob. frais, 3,250, par différence.

L'animal est très-malade, le membre inférieur est toujours très-œdématié, un pus fétide s'en écoule, des plaques gangréneuses existent jusque sur la vulve, il refuse de manger et meurt dans la nuit du 4 décembre.

Autopsie. Poids 13 k. 500. Phlegmon suppuré du membre inférieur avec gangrènes partielles, viscères sains ; les poumons lorsqu'on les malaxe sous l'eau laissent surnager des gouttelettes huileuses, le sang examiné au microscope contient des globules purulents.

Réflexions. — Dans cette expérience, les analyses montrent que le sang a absorbé de l'oxygène dans un rapport proportionnel au poids des globules.

6ᵉ *expérience.*

20 mars. Chien neuf, terrier. Poids, 7 kilos.
Temp. R. 38°. Pulsation 88.
La trachée et la carotide gauche étant mises à découvert :

    1° 18 cc. sang analysé directement, A.
    2° 18 cc. sang défibriné, suroxygéné, B.
    3° 20 gr. sang pour l'analyse quantitative.

Temp. mercure 15°. Pression barom. 0,7626.

1ʳᵉ *analyse*, A. — Vol. gaz. : 8 cc. 10 pour 18 cc. sang.

    $Co^2$30 cc.,00. O.13 cc.,00. Az.2 cc., 00.

2° *analyse*, B. Vol. gaz. : 5 cc. 85 pour 15 sang.

    $Co^2$17 cc.,33. O.19 cc.,60. Az.2 cc., 00.

Résultats fournis par l'analyse quantitative de 10 gr. de sang :

    Poids sérum, 6,430.

Poids fibrine, 0,020.

Poids globules, 3,550, par différence.

La trachée étant ouverte, on introduit une sonde et on injecte dans les grosses bronches 8 cc. de pétrole en deux fois à quelques minutes de différence, l'animal a des accès de suffocation, il est inquiet, regarde à terre; le lendemain à la percussion on trouve de la matité dans la poitrine, plus accentuée à droite qu'à gauche, respiration soufflante, fièvre très-forte, il ne cesse de se plaindre.

Temp. R. 40°,7; pulsations, 152; respiration, 44.

22 mars. Râles à droite, l'animal se plaint toujours, ne mange pas, fièvre moindre; il a eu depuis la veille des selles diarrhéïques fétides.

Temp. R. 40°. Pulsations 140; respiration 25.

On prend dans la fémorale gauche :

    1° 15 cc. sang analysé directement, A.

    2° 15 sang défibriné, suroxygéné, B.

    2° 20 gr. de sang pour analyse quantitative.

Temp. mercure 45°. Pression barom. 0,7624.

3ᵉ *analyse*, A. — Vol. gaz. : 5 cc. 80 p. 15 cc. de sang.

    Co^2 26 cc., 66. O. 20 cc., 00 Az 2,00.

4ᵉ *analyse*, B. — Vol. gaz. : 2,45 p. 12 cc. sang.

    Co^2 10,00. O, 10,42. Az. 0,90.

Résultats fournis par l'analyse quantitative de 10 gr. de sang :

    Poids sérum, 6,650.

    Poids fibrine, 0,050.

    Poids globules, 3,300, par différence.

Cette saignée a soulagé l'animal qui ne se plaint plus, a un peu moins de fièvre, mais ne prend toujours pas de nourriture.

22 mars. On prend dans la fémorale droite mise à découvert :

    1° 16 cc. sang analysé directement, A.

    2° 20 cc. sang défibriné, suroxygéné, B.

Temp. R. 39,6. Pulsations, 128. Respiration, 22.

Temp. R. 14,5. Pression barom. 0,7627.

5° *analyse*, A. — Vol. gaz. : 5 cc 05 p. 16 cc. sang.

    Co^2 22 cc., 81. O. 6 cc., 87. Az. 1 cc., 88.

6ᵉ *analyse*, B. — Vol. gaz : 5 cc. 15 p. 17 cc. sang.

    Co^2 19 cc., 41. O. 9 cc., 12. Az. 1 cc., 80.

L'animal ne mange toujours pas, il s'affaiblit de plus en plus, se refroidit; à l'auscultation, sauf à gauche, la poitrine paraît normale.

26 mars. L'animal étant plus mal, on prend dans l'humérale :

    1° 35 cc. sang analysé directement, A.

    2° 35 sang défibriné, suroxygène, B.

    3° 20 gr. sang pour analyse quantitative.

Temp. mercure 16°, Pression barom. 0,7625.

7ᵉ *analyse*, A. — Vol. gaz. : 5 cc. 14 pour 15 sang.
$Co^2$25 cc., 00. O.7 cc., 30. Az.2 cc. 00.
8ᵉ *analyse*, B. — Vol. gaz. : 3 cc. 55 pour 11 cc. sang.
$Co^2$18 cc., 50. O.11 cc., 33. Az.2 cc., 00.
Résultats fournis par l'analyse quantitative de 10 gr. de sang :
Poids sérum, 6,740.
Poids fibrine, 0,065.
Poids glob. frais, 3,195, par différence.
L'animal est mort dans la nuit du 28 mars. *Autopsie*. Poids
6 k. 500. Viscères sains, poumon gauche atteint d'hépatisation
grise, noyaux pneumoniques au sommet du poumon droit, augmentation des globules blancs dans le sang.

Réflexions. — Si nous comparons les analyses de la
première saignée et celles de la dernière, nous voyons
que les 3 gr. 195 de globules frais de celles-ci n'ont pas
absorbé une quantité d'oxygène en rapport avec leur
poids. Les hématies étaient-elles devenues assez malades pour neutraliser les propriétés de leur hémoglobine et empêcher celle-ci de fixer par endosmose de
l'oxygène pendant la respiration ?

7ᵉ expérience.

1ᵉʳ février. Chienne mâtinée, poids 9 k., bien portante (a été
saignée un mois environ auparavant).
On prend dans l'artère carotide mise à découvert :
1° 16 cc. sang analysé directement, A.
2° 16 cc. sang défibriné, suroxygéné, B.
3° 20 gr. sang pour analyse quantitative.
1ʳᵉ *analyse*, A. — Vol. gaz. : 6 cc. 85 pour 16 cc. sang.
$Co^2$29 cc., 37. O.11 cc., 56. Az.1 cc., 87.
2ᵉ *analyse*, B. — Vol. gaz. : 4 cc. 25 pour 13 sang.
$Co^2$16 cc., 15. O.15 cc., 18. Az.1 cc., 85.
Résultats fournis par l'analyse quantitative de 10 gr. de sang :
Poids sérum, 6,070.
Poids fibrine, 0,050.
Poids glob. frais, 3,880, par différence.
On introduit une sonde dans la trachée et on injecte 3 cc. es-
sence térébenthine ; l'animal détaché a des accès de toux, se plaint
pendant un certain temps ; l'auscultation, pratiquée le 6 février, ré-

vèle du souffle à gauche, il a encore de la fièvre, sa température était montée jusqu'à 41° peu de temps après l'opération, mais actuellement est de 40o, 148 pulsations.

6 février. On prend dans l'artère humérale mise à nu.

1° 12 cc. sang analysé directement, A.

2o 17 cc. sang défibriné, suroxygéné, B.

3° 20 gr. sang pour analyse quantitative.

3ᵉ *analyse*, A. — Vol. gaz. : 3 cc., 55 p. 12 cc. sang.

$Co^2$18 cc., 33. O.10 cc, 33. Az.1, cc. 00

4e *analyse*, B. — Vol. gaz. : 4 cc., 75 p. 14 cc. sang.

$Co^2$16 cc., 85. O.15 cc., 05. Az.1 cc., 00.

L'animal, pendant l'opération, faisait de nombreuses inspirations, et ventilait ainsi son poumon.

Résultats fournis par l'analyse quantitative de 10 gr. de sang :

Poids sérum., 6,220.

Poids fibrine, 0,080.

Poids glob. frais, 3,700, par différence.

10 février. L'animal va mieux, il a moins de fièvre (39,8), 120 p., et il est plus gai.

On prend par l'humérale, mise à découvert :

1o 10 cc. sang analysé directement, A.

2° 15 cc. sang défibriné, suroxygéné, B.

3° 12 gr. sang pour l'analyse quantitative.

5ᵉ *analyse*, A. — Vol. gaz. : 2 cc., 95 p. 10 cc. sang.

$Co^2$20 cc., 00. O.7 cc., 00. Az.2 cc., 50.

6e *analyse*, B. — Vol. gaz. : 2 cc., 95 p. 12 cc. sang.

$Co^2$19 cc., 00. O.9 cc., 50. Az.1 cc., 00.

Résultats fournis par l'analyse quantitative de 6 gr. de sang :

Poids sérum., 6,320.

Poids fibrine, 0,080.

Poids glob. frais, 3,600, par différence.

L'animal va de mieux en mieux ; l'auscultation redevient normale ; il ne tousse presque plus. Poids, au 3 mars, 8 k., 400. On met à nu la fémorale et l'on prend :

1° 13 cc. sang analysé directement, A.

2° 18 cc. sang défibriné, suroxygène, B.

3° 14 gr. sang pour l'analyse quantitative.

7e *analyse*, A. — Vol. gaz. : 3 cc., 60 p. 13 cc. sang.

$Co^2$19 cc., 00. O.6 cc., 50. Az.2 cc., 00.

8° *analyse*, B. — Vol. gaz.: 3 cc., 90 p. 15 cc. sang.

$Co^2$16 cc., 00. O.8 cc., 00. Az.2 cc., 00.

Résultats fournis par l'analyse quantitative de 7 gr. de sang :

Poids sérum., 6,918.

Poids fibrine, 0,082.

Poids glob. frais, 3,000 par différence.

6 mars. L'animal est sacrifié par hémorrhagie. A ce moment, allait beaucoup mieux; on prend :

    1° 50 cc. sang analysé directement, A.

    2 60 cc. sang défibriné, suroxygéné, B.

    3° 20 gr. sang pour analyse quantitative.

9ᵉ *analyse*, A. — Vol. gaz. : 20 cc.,70 p. 50 cc. sang.

    Co^2 30 cc.,40. O.9 cc.,00. Az.2 cc.,00.

10ᵉ *analyse*, B. — Vol. gaz. : 19 cc.,90 p. 50 cc. sang.

    Co^2 21 cc.,80. 11 cc.,00. Az.2 cc.,00.

Résultats fournis par l'analyse quantitative de 10 gr. sang :

    Poids sérum., 7,070.

    Poids fibrine, 0,080.

    Poids glob. frais, 2,950, par différence:

Autopsie. — Poids, 7 k.,500. Les poumons sont sains; le sang contient un peu plus de globules blancs qu'à l'état normal.

Réflexions. — Les résultats fournis par les analyses de cette expérience montrent qu'ainsi que dans la précédente que la capacité des globules pour l'oxygène n'est plus proportionnelle à leur poids.

8° expérience.

Chien neuf, braque ; très-vigoureux. Poids, 11 k., 150. Temp. r., 38°; puls., 92; resp., 16.

La trachée et la carotide étant mises à découvert, on prend :

    1° 16 cc., sang analysé directement, A.

    2° 16 cc., sang défibriné, suroxygéné, B.

    3° 20 gr. sang pour analyse quantitative.

Temp. merc., 38° ; pression barom., 0,7621.

1ʳᵉ *analyse*, A. — Vol. gaz.: 7 cc.,65 p. 16 cc., sang.

    Co^2 28 cc.,75. O.17 cc.,10. Az.1 cc.,80.

2₀ *analyse*, B. — Vol. gaz.: 5 cc.,20 p. 14 cc. sang.

    Co^2 18 cc.,57. O.17 cc.,20. Az.1 cc.,80.

L'animal a cessé de ventiler son poumon pendant l'opération. Résultats fournis par l'analyse quantitative de 7 gr. de sang ;

    Poids sérum., 5,320.

    Poids fibrine, 0,018.

    Poids glob. frais., 3,662, par différence.

On place une sonde dans la trachée et on injecte 5 cc de pétrole. L'animal a des accès de suffocation, il vomit. Ramené au chenil, il se couche et reste indifférent à ce qui l'entoure.

4 avril. Matité et souffle à droite.
Temp. r., 40°; puls., 128 ; resp., 60 (petites).
5 avril. Même état. Un peu plus de fièvre.
Temp. r., 40,2 ; puls , 144 ; resp., 28.
L'artère fémorale étant découverte, on prend :

    1° 15 cc. sang analysé directement, A.
    2° 13 cc sang défibriné, suroxygéné, B.

Temp. merc., 13°; pression barom., 0,7546.

3° *analyse*, A. — Vol. gaz.: 6 cc.,25 p. 15 cc. sang.

    CO^2 25 cc.,33. O. 14 cc.,66. Az. 1 cc.,60.

4° *analyse*, B. — Vol. gaz.: 4 cc.,65 p. 13 cc. sang.

    CO^2 18 cc.,84. O. 15 cc.,40. Az. 1 cc.,60,

8 avril. Auscultation et percussion paraissant normales ; peu de fièvre ; plaies en bon état.
Temp. r., 39°; puls., 120 ; resp , 20.
L'artère fémorale étant mise à nu, on prend :

    1° 30 cc. sang analysé directement, A.
    2° 17 cc. sang défibriné, suroxygéné, B.
    3° 20 gr. sang pour analyse quantitative.

Temp. merc., 11°; pression barom., 0,7543.

5° *analyse*, A. — Vol. gaz.: 14 cc.,15 p. 30 cc. sang.

    CO^2 36 cc.,16. O. 12 cc.,36. Az. 1 cc.,40.

6° *analyse*, B. — Vol. gaz.: 4 cc.,28 p. 14 cc. sang.

    CO^2 15 cc.,57. O. 13 cc.,58. A. 1 cc.,40.

Résultats fournis par l'analyse quantitative de 10 gr. de sang :

    Poids sérum, 6,530.
    Poids fibrine, 0,070.
    Poids glob. frais, 3,400, par différence.

15 avril. L'animal n'a plus de fièvre ; les plaies sont cicatrisées ou en voie de guérison.
Temp. r., 38°; puls , 112 ; resp., 20.
On prend par l'humérale droite :

    1° 16 cc.,05 sang analysé directement, A.
    2° 19 cc. sang défibriné, suroxygéné, B.
    3° 20 gr. sang pour analyse quantitative.

Temp. merc., 12°; pression barom. 0,7509.

7° *analyse*, A. — Vol. gaz.: 8 cc.,68 p. 16 cc.,05 sang.

    CO^2 36 cc.,00. O. 13 cc.,94. Az. 1 cc.,82.

8° *analyse*, B. — Vol. gaz.: 5 cc.,77 p. 16 cc.,50 sang.

    CO^2 15 cc.,50. O. 16 cc.,94. Az. 8 cc.,80.

Résultats fournis par l'analyse quantitative de 10 gr. de sang :

    Poids serum, 6,550.
    Poids fibrine, 0.090.
    Poids glob. frais, 3,360, par différence,

L'animal est mort dans la nuit, à la suite d'une hémorrhagie.
Autopsie. — Poids, 8 k.,900. Viscères sains, muscles un peu décolorés. Quelques points pneumoniques au poumon droit. Le sang
ne renferme pas un nombre disproportionné de globules blancs

Réflexions. — Nous voyons encore dans cette obser·
vation la capacité pour l'oxygène des globules cesser
d'être proportionnelle à leur poids, à mesure que l'état
pathologique s'accentue; la dernière analyse (8. B.)
montre qu'en même temps que l'animal recouvrait
la santé, ses globules fixaient un plus grand volume
d'oxygène.

9e *Expérience.*

Chien ayant déjà servi, vif, bien portant, quoique un peu ané-
mique. Poids, 11 k., 100.
10 avril. Temp. rect., 39,1 ; puls., 100 ; resp., 17.
La carotide gauche est mise à découvert et on prend :

1º 17 cc. sang analysé directement, A.
2º 25 cc. sang défibriné, suroxygéné, B.
3º 20 gr. sang pour analyse quantitative.

Temp. merc., 12º; pression barom., 0,7416.
1ʳᵉ *analyse*, A. — Vol. g : 10 cc.,50 p 17. cc. sang.

$CO^2$46 cc.,94. O.13 cc.,05. Az.1 cc.,82.

2e *analyse*, B. — Vol. gaz.: 10 cc., 65 p. 20 cc. sang.

$CO^2$35 cc.,25. O.16 cc.,25. Az.1 cc.,80.

Résultats fournis par l'analyse quantitative de 10 gr. de sang :

Poids sérum, 6,580,
Poids fibrine, 0,050.
Poids glob. frais, 3,370.

L'animal n'a cessé de se plaindre et de s'agiter pendant tout le
temps de l'opération, on lui injecte dans la trachée 5 cc. de pétrole.
Ramené à son chenil, il est triste, mais ne tousse pas.
L'auscultation et la percussion, pratiquées dès le lendemain,
révèlent des râles et du souffle, l'animal a la fièvre, il cherche la
chaleur, il tousse par accès.

12 avril. Temp. r., 40,2 ; puls., 140 ; resp., 56, saccadées.
15 avril. Temp r., 40,5 ; puls., 158 ; resp., 40.
17 avril. Temp. r., 39,8 ; puls., 148 ; resp., 26.
Submatité à gauche ; meilleur aspect. Quelques râles et des
accès de toux.
L'artère humérale étant mise à découvert, on prend :

1o 9 cc. sang analysé directement. A.

2° 30 cc. sang défibriné, suroxygéné, B.

3° 20 gr. sang pour analyse quantitative.

Temp. merc., 14°; pression barom., 0,7574.

3e *analyse*, B. — Vol. gaz.: 3 cc.,85 p. 9 cc.,30 de sang.

Co²26 cc.,87. O.9 cc.,66. Az.1 cc.,80.

4e *analyse*, B. — Vol. gaz.: 9 cc.,40 p. 25 cc. de sang.

Co²25 cc.,80. O.10 cc.,00. Az.1 cc.,80.

Résultats de l'analyse quantitative pour 10 gr. de sang :

Poids sérum, 6,700.

Poids fibrine, 0,070.

Poids glob. frais, 3,230, par différence.

19 avril. L'animal a toujours de la fièvre, il tousse moins, il mange maintenant, l'auscultation révèle à gauche, au niveau des grosses bronches ou de la respiration soufflante. Temp. resp., 39°6, puls. 124, resp. 22.

26 avril. Le mieux ne s'accentue que faiblement.

L'humérale étant découverte, on prend :

1° 9 cc. sang analysé directement, A.

2° 12 cc. sang défibriné, suroxygéné, B.

3° 28 gr., sang, pour l'analyse quantitative.

Temp. mercure 10°. Pression barométrique 0,758.

5e *analyse*, A. — Vol. gaz : 5 cc.,60 pour 9,30 sang.

Co²48,00 O.8,60 Az.2,00.

6e *analyse*, B. —Vol. gaz : 4,50 pour 9 c. 30 sang.

Co²35,48 O.10,50. Az.2,09.

Résultats de l'analyse quantitative de 10 gr. de sang :

Poids sérum, 6,748.

Poids fibrine, 0,075.

Poids glob. frais, 3,177, par différence.

L'animal n'a cessé de se plaindre pendant l'opération.

2 mai. L'animal va de mieux en mieux, ses plaies sont cicatrisées, il mange bien et boit beaucoup depuis qu'il se rétablit, on le sacrifie par la section du bulbe.

On prend par veine jugulaire :

1° 23 cc. sang de fibrine et oxygéné, B.

2° 20 gr., sang pour analyse quantitative.

Temp. mercure, 11,5. Pression barométrique 0,7544.

7e *analyse*, B. — Vol. gaz : 11,75 pour 23 cc. sang.

Co².31,95 O.17,40. Az.1,80.

Résultats fournis par l'analyse quantitative de 10 gr. de sang.

Poids sérum, 6,722.

Poids fibrine, 0,050.

Poids glob. frais, 3,228, par différence.

L'autopsie n'a pu être faite. Poids, 11 k. 350.

Cette expérience vient confirmer les résultats trouvés dans la précédente n° 8.

EXPÉRIENCES SUR LA SUPPURATION.

10e Expérience.

25 septembre. Chienne mâtinée, bien portante, poids, 11,450.
L'artère fémorale étant mise à nu, on prend :
1° 30 cc. sang analysé directement, A.
Temp. mercure 17°. Pression barométrique, 0,760.
1e *analyse*, A. — Vol. gaz : 18,4 pour 30 cc. sang.
CO_2 36,66 O.21,00 Az.1,70.

On agrandit la plaie de la cuisse, des décollements et des coupures sont faites dans la région, on enlève quelques morceaux de peau, et on entretient la suppuration jusqu'au 6 octobre.

6 octobre. L'artère fémorale gauche étant mise à découvert, on prend :
1° 20 cc. sang analysé directement, A.
2° 20 cc. sang défibriné suroxygéné, B.
3° 10 cc. sang défibriné et suroxygéné dans un flacon d'oxygène, C.
Temp. mercure 18,5. Pression barométrique, 0,7581.
2e *analyse*, A. — Vol. gaz : 12,85 pour 20 cc. sang.
CO_2 43,00 O.19,00 Az.1,80.
3e *analyse*, B. — Vol. gaz : 10,15 pour 20 cc. sang.
CO_2 28,75. O.20,00. Az.1,80.
4e *analyse*, C. — Vol. gaz : 4,90 pour 10 cc. sang.
CO_2 27,00 O.20,55 Az.1,50.

Les plaies sont abandonnées à elles-mêmes, on avive les points cicatriciels, le 14 octobre, l'animal est en pleine suppuration, yeux chassieux, leucocytes en assez grand nombre dans le sang.

14 octobre. L'artère carotide étant mise à découvert, on prend.
1° 20 cc. sang analysé directement, A.
2° 20 cc. sang défibriné suroxygené, B.
Temp. mercure 17°. Pression barométrique, 0,7545.
5e *analyse*, A. — Vol. gaz : 13,00 pour 20 cc. sang.
CO_2 44,80. O.19,00. Az.2,00.
6e *analyse*, B. — Vol. gaz : 11,35 pour 20 cc. sang.
CO_2 34,35. O.20,30. Az.2,00.

Les plaies sont avivées de nouveau et on provoque de nouveaux décollements.

20 octobre Animal très-malade, abcès du cou, cornées opaques, suppuration abondante des plaies et des yeux.

On isole la fémorale et l'on prend :

    1° 17 cc. sang analysé directement, A.

    2° 16 cc. sang défibriné, suroxygéné dans l'oxygène, B.

Temp. mercure 16'. Pression barométrique, 0,7607.

7e *analyse*, A. — Vol. gaz : 10,11 pour 17 cc. sang.

    $Co^2$40,00. O.17,50. Az.2,007.

8e *analyse*, B. — Vol. gaz : 7,60 pour 16 cc. sang.

    $Co^2$26,87. O.18,75. Az.1,875.

On laisse l'animal dans le même état jusqu'au 29 octobre.

L'humérale gauche étant mise à découvert, on prend :

    1° 15 cc. sang analysé directement, A.

    2° 15 cc. sang défibriné, suroxygéné dans l'oxygène, B.

9e *analyse*, A. — Vol. gaz : 8,45 pour 15 cc. sang.

    $Co^2$38,66. O.15,40. Az.2,00

10e *analyse*, B. — Vol. gaz : 7,65 pour 15 cc. sang.

    $Co^2$29,33. O.20,66. Az.1,00.

10 novembre. L'animal ne va pas mieux, il mange, néanmoins, moins de globules blancs dans le sang.

On isole l'humérale et on prend :

    1° 19 cc. sang analysé directement, A.

    2° 19 cc. sang défibriné, suroxygéné dans oxygène., B.

Temp. mercure 14°. Pression barométrique, 0,7582.

11e *analyse*, A. — Vol. gaz : 9,10 pour 19 cc. sang.

    $Co^2$38,95. O.11,57. Az.2,60.

12e *analyse*, B. — Vol. gaz : 10,40 pour 19 cc. sang.

    $Co^2$33,25. O.20,52 Az.1,05.

On continue à entretenir les plaies en état de suppuration, bien qu'elles tendent à la cicatrisation et que l'animal aille de mieux en mieux, on sacrifie l'animal par hémorrhagie le 19 novembre.

19 novembre. La carotide droite étant mise à découvert, on prend :

    1° 24 cc. sang analysé directement, A.

    2° 24 cc. sang défibriné, suroxygéné dans l'oxygène, B.

    3° 19 cc. sang défibriné dans l'atmosphère d'azote, C.

Temp. mercure 15°. Pression barométrique, 0,7578.

13e *analyse*, A. -- Vol gaz : 11,00 pour 24 cc. sang.

    $Co^2$31,25 O.13,33. Az.1,66.

14e *analyse*, B. — Vol. gaz : 12,00 pour 24 cc. sang.

    $Co^2$31,04. O.17,91. Az.1,04

15e *analyse*, C. — Vol. gaz : 8,95 pour 19.50 sang.

    $Co^2$30,51. O.13,23. Az.2,00.

Autopsie. — Poids 8 k. 200. De vastes foyers de suppuration existent dans les régions où des plaies et des décollements ont été produits. L'observation microscopique montre une augmentation notable des globules blancs dans le sang.

Réflexions. — Cette expérience montre :

1° Que la différence d'absorption d'oxygène entre le sang battu à l'air et celui battu dans une atmosphère d'oxygène est très-peu sensible : 20 cc. pour 100 cc. de sang dans le premier cas, et 20 cc. 55 pour la même quantité dans le second cas.

2° Que le coefficient de saturation du sang battu dans l'azote est de 2 cc. pour 100 cc. de sang, et que les gaz oxygène et acide carbonique ne sont pas déplacés par l'azote.

3° Que, malgré l'état de suppuration dans lequel l'animal a été entretenu pendant près de deux mois, son sang a conservé fort longtemps son maximum de capacité d'absorption pour l'oxygène, analyses 1, 2, 3, 5, 6, 7 et 8, B. La comparaison des analyses 9, 10, 13, 14, et mieux encore 11 et 12, fait voir que le globule sanguin ne prenait pas dans le poumon tout l'oxygène qu'il était capable d'absorber.

4° La richesse en acide carbonique du sang artériel de l'animal.

1re *expérience*.

12 octobre. Chienne mâtinée, très-bien portante ; poids, 14 kilog. 600. L'artère carotide étant ouverte, on prend :

1° 30 cc. sang analysé directement, A.
2° 20 cc. sang défibriné, suroxygéné, B.
3° 20 gr. sang pour analyse quantitative.

Temp. mercure, 14°. Pression barom., 0,7526.

1re *analyse*, A. — Vol. gaz. : 17 cc. 70 p. 30 cc. sang.

CO^2 39 cc.,33. O. 17 cc.,66. Az. 2 cc.,00.

2e *analyse*, B. — Vol. gaz. , 9 cc. 40 p. 20 cc. sang.

CO^2 23 cc.,25. O. 21 cc.,90. Az. 1 cc.,85.

Résultats fournis par l'analyse quantitative de 10 gr. de sang :

Poids sérum, 6,620.
Poids fibrine, 0,041.
Poids glob. frais, 3,231, par différence.

Du 13 au 24 octobre, l'animal est très-mal; membre inférieur très-œdématié, pus sanieux; des morceaux de peau ont été enlevés pour provoquer une abondante suppuration.

24 octobre. L'artère fémorale étant mise à nu, on prend :

1° 17 cc. sang analysé directement, A.
2° 30 cc. sang défibriné, suroxygéné, B.

3e *analyse*, A. — Vol. gaz. : 9 cc. 70 p. 17 cc. sang.
$Co^2$34 cc.,41. O.20 cc.,00. Az.1 cc.,80.

4e *analyse*, B. — Vol. gaz. : 17 cc. 40 p. 30 cc. sang.
$Co^2$24 cc.,60. O.21 cc.,50. Az.1 cc.,80.

On entretient en suppuration les plaies jusqu'au 20 novembre. De nouveaux décollements ont été produits et des lambeaux de peau ont été encore enlevés.

20 novembre. L'artère humérale étant mise à découvert, on prend :

1° 17 cc., sang analysé directement, A.
2° 13 cc. sang défibriné, suroxygéné, B.
3° 20 gr. sang pour analyse quantitative.

5e *analyse*, A. — Vol. gaz. : 9 cc. 50 p. 16 cc. sang.
$Co^2$40 cc., 62. O.15 cc.,80. Az.2 cc.,00.

6e *analyse*, B. — Vol. gaz. : 6 cc. 00 p. 13 cc. sang.
$Co^2$24 cc., 60. O.18 cc.,60. Az.1 cc.,80.

Résultats fournis par l'analyse quantitative de 10 gr. de sang :

Poids sérum, 6,665.
Poids fibrine, 0,065.
Poids glob. frais, 3,270, par différence.

22 novembre. L'état de l'animal s'aggrave, il ne peut plus marcher, le pus devient séreux, leucocytes en assez grand nombre dans le sang.

23 novembre. On isole l'humérale gauche et l'on prend :

1° 16 cc. sang analysé direct., A.
2° 15 cc. sang défibriné. suroxygéné, B.
3° 20 gr. sang pour analyse quantitative.

7e *analyse*, A. — Vol. gaz. : 8 cc. 60 p. 16 cc. sang.
$Co^2$36,25. O.15,00. Az.2,5.

8e *analyse*, B. — Vol. gaz. : 7 cc. 70 p. 15 cc. sang.
$Co^2$29,00. O.18,00. Az.2,50.

Résultats fournis par l'analyse quantitative de 10 gr. de sang :

Poids sérum, 6,827.
Poids fibrine, 0,070.

Poids glob. frais, 3,103, par différence.
Mort de l'animal pendant la nuit à la suite d'hémorrhagie.
Autopsie. Poids, 14 k. 100, organes sains, muscles pâles, sang contenant une forte proportion de globules blancs.

Réflexions. — Les résultats de cette expérience se rapprochent de ceux de l'observation précédente; nous voyons de plus par la comparaison des analyses et le dosage du poids des globules que ceux-ci (abstraction faite des leucocytes), ne soutenaient pas leur maximum d'absorption pour l'oxygène.

EXPÉRIENCES SUR LA SEPTICÉMIE.

12e *expérience.*

15 avril. Chien, neuf, jeune, grande race. Poids 13 k. 800.
Temp. R. 39°. P. 95. R. 27.
L'animal est très-effrayé, ne cesse de se plaindre une fois attaché, l'artère fémorale étant mise à découvert, on prend :

1° 17 cc. sang analysé direct., A.
2° 20 cc. sang défibriné, suroxygéné, B.
3° 20 gr. sang pour analyse quantitative.

1e *analyse*, A. — Vol. gaz. : 10 cc. 95 p. 17 cc. sang.
$Co^2$43,20. O.19,41. Az.1,80.

2e *analyse*, B. — Vol. gaz. : 9 cc. 05 p. 16 cc. 50 sang.
$Co^2$31,42. O.21.00. Az.1,80.

Résultats fournis par l'analyse quantitative de 10 gr. de sang :
Poids sérum, 6,500.
Poids fibrine, 0.060.
Poids glob. frais, 3,440, par différence.

On injecte par la veine fémorale et très-lentement 2 cc. sang renfermant des bactéries et des granulations ; deux points de suture sont faits à la plaie ; et l'animal est ramené à son chenil, il se remet, mange un peu, puis devient tout d'un coup très-inquiet.
Jusqu'au 26 avril, l'animal n'a cessé d'avoir de la fièvre et des frissons, il se plaint fréquemment.
19 avril. Temp. R. 39,4. P. 140. R. 28.
24 avril. Temp. R. 40,1. P. 150. R. 16.
27 avril. L'artère et la veine fémorale étant mises à découvert, on prend :

1° 15 cc. sang analysé direct., A.
2° 20 cc. sang défibriné, suroxygéné, B.
3° 20 gr. sang pour analyse quantitative.

Temp. mercure 18°. Pression barom. 0,7608.

3e *analyse*, A. — Vol. gaz. : 4 cc. 80 p. 15 cc. sang.

$Co^2$22,66. O,7,66. Az.1,66.

4e *analyse*, B. — Vol. gaz. : 3 cc. 90 p. 15 cc. sang.

$Co^2$13,33. O.10,66. Az.1,60.

Résultats fournis par l'analyse quantitative de 10 gr. de sang :

Poids sérum, 6,660.

Poids fibrine, 0,075.

Poids gl. frais, 3,265, par différence.

On injecte par veine fémorale 2 cc. de sang putrifié, l'animal n'a cessé de se plaindre, bien que l'injection ait été faite très-lentement.

29 avril. L'animal a de nouveau beaucoup de fièvre, il paraît souffrir de la cuisse. Temp. R. 40,2.

30 avril. Meilleur état, en l'absence de phénomènes graves d'empoisonnement septicémique, on met à découvert la fémorale et on prend :

1° 9 cc. sang analysé direct., A.

2° 11 cc. sang défibriné, suroxygéné, B.

3° 20 gr. sang pour analyse quantitative.

Temp. R, 39°. P. 150. R. 20.

5e *analyse*, A. — Vol. gaz. : 3,70 p. 9 cc. sang.

$Co^2$30,90. O.7,20. Az.1,80.

6e *analyse*, B. — Vol. gaz. : 3,38 p. 9 cc. sang.

$Co^2$24,50. O.10,00. Az.1,80.

Résultats fournis par l'analyse quantitative de 10 gr. de sang :

Poids sérum, 6,765.

Poids fibrine, 0,095.

Poids gl. frais, 3,240, par différence.

L'examen microscopique du sang montre un très-grand nombre d'hématies frangées, quelques-unes complètement incolores, quoique conservant leur forme caractéristique. Un peu plus de leucocytes que normalement.

On injecte par la veine humérale 2 cc. solution ammoniacale, l'animal pousse des cris dès que la solution pénètre dans la circulation, ramené au chenil, il continue à se plaindre. L'animal a eu les jours suivants de la fièvre et des frissons, une hémorrhagie de 25 gr. environ, les premières plaies sont guéries.

2 mai. Temp. R. 38,2. P. 130. R. 18.

On isole la carotide gauche, et l'on prend :

1° 12 cc. sang analysé directement, A.

2° 15 cc. sang défibriné suroxygéné, B.

3° 20 gr. sang, pour analyse quantitative.

Temp. mercure 19°. Pression barométrique, 0,7544.

7° *Analyse*, A. — Vol. gaz : 6,15 pour 12 cc. sang.

Co²41,25 O. 8,00 Az. 2,00.

8e *analyse*, B. — Vol. gaz : 5,15 pour 12 cc. sang.

Co²32,08 O. 9,25 Az. 1,66.

Résultats fournis par l'analyse quantitative de 10 gr. de sang.

Poids sérum, 6,820.
Poids fibrine, 0,150.
Poids glob. frais, 3,030, par différence.

L'animal est redevenu très-malade, il a des frissons, de la toux, il résiste encore quelques heures, puis meurt tout d'un coup.

Autopsie. — Poids 12 kil. 400. Nombreux foyers hémorrhagiques dans les poumons et dans les reins. Quelques points purulents pneumoniques, sang très-noir.

Réflexions. — Cette observation montre que le sang a subi de graves altérations ; en effet, les analyses faites après l'introduction de la matière septicémique dans les vaisseaux établissent que pour un poids donné de globules, la capacité d'absorption de ceux-ci pour l'oxygène était réduite de moitié ; de plus, la constatation au microscope d'hématies complètement incolores ferait penser que sous l'influence toxique, ces éléments anatomiques perdraient leur hémoglobine, et deviendraient ainsi inaptes à l'hématose.

13e *Expérience.*

Chienne jeune, bien portante, pleine. Poids 9 kil. 800.
17 avril. Temp. R. 38,8. P. 80. R. 14.
On met à découvert et l'on prend :

1o 9 cc. 3 sang analysé directement, A.
2o 11 cc. sang défibriné et suroxygéné, B.
3° 20 gr. sang pour analyse quantitative.

1re *analyse*, A. — Vol. gaz : 4,35 pour 9,30 cc. sang.

Co²27,77 O. 18,28 Az. 2,00.

2e *analyse*, B. — Vol. gaz : 3,60 pour 9,30 cc. sang.

Co²13,00 O. 23,66 Az. 2,00.

Résultats fournis par l'analyse quantitative de 10 gr. de sang.

Poids sérum, 6,666.
Poids fibrine, 0,015.
Poids glob. frais, 3,319, par différence.

On injecte par la veine fémorale 3 cc. sang putréfié contenant bactéries et granulations ; dès qu'il est détaché, l'animal a des selles diarrhéiques et des vomissements fétides, il dégage par l'intestin du gaz rappelant l'odeur du sang qui a été injecté.

18 avril. Toujours de la fièvre et de la diarrhée.

19-20 avril. Animal de plus en plus faible. Respiration lente (12), mort dans la journée du 20 avril.

On prend dans le cœur droit, quelques instants avant la mort :

1° 10 cc. sang analysé directement, A.

2° 25 cc. sang défibriné suroxygéné, B.

3° 20 gr. sang pour analyse quantitative.

3° *analyse*, A. — Vol. gaz : 5,30 pour 10 cc. sang.

$Co^2$45,00 O. 11,00 Az. 2,00.

4° *analyse*, B. — Vol. gaz : 8,45 pour 18,50 cc. sang.

$Co^2$28,65 O. 14,87 Az. 2,00.

Résultats fournis par l'analyse quantitative de 10 gr. de sang.

Poids sérum, 6,680.

Poids fibrine, 0,050.

Poids glob. frais, 3,270, par différence.

Autopsie. — Poids 9 kil. 300.

Phlegmon suppuré du membre droit, foyers hémorrhagiques dans les poumons et les reins.

L'examen microscopique du sang montre que les hématies observées dès leur sortie de l'artère sont en grand nombre crénelées, tandis que celles qui ont été suroxygénées paraissent normales.

Réflexions. — Bien que l'animal soit mort en trois jours, les résultats des analyses se rapprochent complètement de l'observation précédente, et montrent que le sang avait perdu pour un même poids de globules à peu près la moitié de sa capacité d'absorption pour l'oxygène.

14° *Expérience.*

Chien, neuf, mâtiné, phléthorique. Poids, 13 kilos.

Temp. rect. 39°. Puls. 110. Resp. 20.

25 avril. On isole la fémorale et on prend :

1° 16 cc. sang analysé directement, A.

2° 20 cc. sang défibriné, suroxygéné, B.

3° 20 gr., sang pour analyse quantitative.

Temp. mercure 18°. Pression barométrique, 0,7593.

1° *analyse*, A. — Vol. gaz : 10,70 pour 16 cc. sang.

$Co^2$36,25 O. 28,75 Az. 1,87.

2° *analyse*. B. — Vol. gaz : 9,10 pour 17 cc. sang.

$Co^2$20,58 O. 31,18 Az. 1,80.

Légerot.

Résultats fournis pour l'analyse quantitative de 10 gr. de sang.

    Poids sérum, 5,640.

    Poids fibrine, 0,030.

    Poids glob. frais, 4,330, par différence.

Pendant l'opération, l'animal a eu une hémorrhagie artérielle de 50 gr. environ. On injecte par la veine fémorale, 1 cc. sang putréfié, renfermant des bactéries et des granulations ; détaché, il a plusieurs selles diarrhéiques fétides et quelques vomissements, il cherche l'isolement.

26 avril. Animal très-malade, frissons, fièvre, il reste indifférent, refuse de manger, meurt dans la soirée.

Au moment de la mort, on prend dans le cœur droit :

    1° 14 cc. sang suroxygéné dans Ox., A.

    2° 20 gr., sang pour analyse quantitative.

3° *analyse*, A. — Vol. gaz : 3,75 pour 8 cc. sang.

    $Co^2$20,00 O. 20,25 Az. 2,00.

Résultats fournis par l'analyse quantitative de 10 gr. de sang.

    Poids sérum, 5,780.

    Poids fibriné, 0,050.

    Poids glob. frais, 4,270, par différence.

Autopsie. — Poids 12 kil. 900.

Poumons congestionnés, noyaux hépatiques. reins un peu rouges, sang noir très-poisseux.

L'examen microscopique montre peu de globules dans le sang, des cristaux d'hémoglobine sont en suspension dans le sérum, les hématies restantes sont toutes plus ou moins déformées ; une goutte de ce sang étant mise dans la solution neutre sucrée, les cristaux d'hémoglobine se dissolvent, et les hématies reprennent peu à peu leurs formes caractéristiques.

Réflexions. — La diminution du coefficient d'absorption de l'oxygène par le globule sanguin a été encore plus accentuée dans cette expérience que dans les précédentes. En effet, les 4 gr. 270 de globules frais de la dernière analyse quantitative avaient perdu le tiers environ de leur capacité d'absorption pour l'oxygène.

15e expérience.

Chien mâtiné bien portant (ayant déjà servi); poids 14 k.

28 avril. T. R. 39,9, P. 110, R. 16.

On isole l'artère fémorale et on prend :

    1° 16 cc. sang analysé direct., A.

    2° 17 cc. sang défibriné, suroxygéné, B.

    3° 20 gr. sang pour analyse quantitative.

Temp. mercure 14°. Pression barométrique 0,7596.

1re *analyse*, A. — Vol. gaz. : 17 cc. pour 17 cc. sang.
$$Co^2 81,76. \quad O.16,50. \quad Az.1,80.$$
2e *analyse*, B. — Vol. gaz. : 11 cc.,85 pour 15 cc. sang.
$$Co^3 59,00. \quad O,18,00. \quad Az.1,75.$$
Résultats fournis par l'analyse quantitative de 10 gr. de san
    Poids sérum, 6,400.
    Poids fibrine, 0,040.
    Poids glob. frais, 3560, par différence.

On injecte par veine fémorale 2 cc. sang putréfié renfermant des bactéries et des granulations; l'animal se plaint, paraît stupéfié, puis se remet peu à peu; il a des déjections urinaires et fécales répétées.

29 avril. Beaucoup de fièvre. TR. 40,7.

Le 30. Même état, toux, yeux chassieux, gangrène du tissu cellulaire autour des plaies, frissons.

4 mai. L'humérale étant mise à découvert, on prend :
    1° 20 cc. sang analysé direct., A.
    2° 14 cc. sang défibriné, suroxygéné, B.
    3° 20 gr. sang pour analyse quantitative.

T. R. 40", R. 24, P. 124.

Temp. mercure 15°. Pression barom. 0,7493.

3e *analyse*, A. — Vol. gaz. : 12 cc.,30 pour 20 cc. sang.
$$Co^2 50,50. \quad O.9,25. \quad Az.1,75.$$
4e *analyse*, B. — Vol. gaz. : 6 cc.,60 pour 11 cc. sang.
$$Co^2 41,80. \quad O.16,36. \quad Az.1,75.$$
Résultats fournis par l'analyse quantitative de 10 gr. de sang :
    Poids sérum, 6,540.
    Poids fibrine, 0,090.
    Poids gl. frais, 3,370, par différence.

On injecte ensuite par la veine humérale 2 cc. sang putréfié; pendant l'injection, l'animal a des vomissements ; il se débat et se plaint ; détaché, il boit avec avidité et vomit de nouveau peu de temps après ; il est pris de frissons, devient très-inquiet, gratte le sol avec ses pattes.

Le sang injecté ne renfermait que de très-rares globules, mais des bactéries, des granulations et quelques petits cristaux.

6 mai. L'animal est très-malade; fièvre et frissons ; suppuration fétide de la plaie; il ne mange plus ; on lui prend au moment de la mort dans le cœur droit :
    1° 9 cc. sang défibriné et suroxygéné, A.
    2° 20 gr. sang pour analyse quantitative.

Temp. mercure 15°. Pression barom. 0,7493.

5e *analyse*, A. — Vol. gaz. : 3 cc.,95 pour 9 cc.,30 sang.
$$Co^2 26,39. \quad O.13,97. \quad Az.2,00.$$
Résultats fournis par l'analyse quantitative de 10 gr. de sang :

Poids sérum, 6,540.
Poids fibrine, 0,100.
Poid gl. frais, 3,360, par différence.

Autopsie. — Poids, 13 k.,800. Poumons gorgés de sang noir ; foyers hémorrhagiques ; reins congestionnés. L'examen microscopique du sang montre un très-grand nombre d'hématies crénelés ou incolores.

Réflexions. — Les résultats des analyses gazeuses de cette observation concordent avec ceux des précédentes n°s 11 et 12, et comme dans celles-ci, la diminution de capacité d'absorption de l'oxygène par le sang a été moins tranchée que dans l'expérience n° 13.

15e *expérience.* 25 mai.

Chien neuf, poil ras. Poids 14 k. T. R. 37,8, P. 80, R. 20.
L'animal se débat et se plaint tout le temps que dure l'opération ; l'artère fémorale étant mise à découvert, on prend :

1° 12 cc. sang analysé direct., A.
2° 15 cc. sang défibriné, suroxygéné, B.
3° 20 gr. sang pour l'analyse quantitative.

Temp. mercure 20°. Pression barométrique 0,7491.

1re *analyse*, A. — Vol. gaz. : 8,20 pour 12 cc. sang.

$Co^2$45,41. O.20,41. Az.2,50.

2e *analyse*, B. — Vol. gaz. : 6,50 pour 12 cc. sang.

$Co^2$26,80. O.25,85. Az.1,70.

Résultats fournis par l'analyse quantitative de 10 gr. de sang :

Poids sérum, 6,380.
Poids fibrine, 0,020.
Poids gl. frais, 3,600, par différence.

On injecte par la veine fémorale 1 cc. sang putréfié ; ramené au chenil, l'animal ne paraît pas souffrir ; cinq heures après, il est abattu et frissonne.

26 mai. Même état ; plaie de la cuisse en bon état. T. R. 39,1, P. 137, R. 28.

Le 31. L'animal va mieux. T. R. 38°, P. 108, R. 20.

L'artère fémorale gauche étant mise à découvert, on prend :

1° 15 cc. sang analysé direct., A.
2° 20 gr. cc. sang défibriné, suroxygéné, B.
3° 20 gr. pour analyse quantitative.

Temp. mercure 22°. Pression barom. 0,7581.

3e *analyse* A. — Vol. gaz. : 6,15 pour 15 cc. sang.

$Co^2$28,66. O.10,66. Az.166.

4ᵉ *analyse*, B. — Vol. 4,60 pour 17 cc. sang.

$Co^2$4,00. O.11,18. Az.1,66.

Résultats fournis par l'analyse quantitative de 10 gr. de sang :

Poids sérum, 6,480.
Poids fibrine, 0,045.
Poids gl. frais, 3.475, par différence.

On injecte alors par la veine saphène interne 2 cc. sang contenant des bactéries et des granulations mélangé par moitié avec le sang de fibrine provenant de la saignée (B) ; l'animal s'est plaint tout le temps de l'injection, bien que celle-ci ait été faite très-lentement ; ramené au chenil, il est inquiet, respiration haletante ; une demi-heure après, même état, frissonne continuellement.

Du 1ᵉʳ au 9 juin. L'animal allant mieux, on lui injecte sous la peau en deux endroits :

1º 4 cc. sang putréfié de bœuf.
2º 4 cc. sang putréfié de chien.

Le 11. L'animal ne paraît pas se ressentir des injections hypodermiques qui lui ont été faites. T. R. 38º, R. 24, P. 110.

On met à découvert l'artère humérale gauche et l'on prend :

1º 10 cc.,15 sang analysé direct., A.
2º 18 cc. sang défibriné, suroxygéné, B.
3º 20 gr. pour analyse quantitative.

Temp. merc., 21° ; pression barom., 0,757.

5º *analyse*, A. — Vol gaz.: 6 cc.,30 p. 15 cc. sang.

$Co^2$29 cc.,33. O.11 cc.,00. Az.1 cc.,70.

4ᵉ *analyse*, B. — Vol. gaz.; 4,40 p. 15 cc. sang.

$Co^2$16 cc.,33. O.11 cc.,33. Az.1 cc.,70.

Résultats fournis par l'analyse quantitative de 10 gr. de sang :

Poids sérum, 6,700.
Poids fibrine, 0,040.
Poids glob. frais, 3,260, par différence.

On injecte sous la peau du ventre 4 cc. sang putréfié, renfermant des bactéries et des granulations. Cette injection ne produit pas plus d'abcès que les précédentes. L'animal, néanmoins, maigrit depuis quelques jours. Poids, 13 k.

27 juin. Les plaies sont en voie de cicatrisation ; l'état général est meilleur. Autour des piqûres des injections cutanées, il y a eu chute de poils. On isole l'artère humérale et on prend :

1º 17 cc. sang analysé directement, A.
2º 20 gr. sang défibriné, suroxygéné, B.
3º 20 gr. sang pour analyse quantitative.

Temp. merc., 23 ; pression barom., 0,7473.

7º *analyse*, A. — Vol. gaz.: 8,85 p. 17 cc. sang.

$Co^2$37 cc.,65. O.14 cc.,11. Az.1 cc.,80.

8ᵉ *analyse*, B. — Vol. gaz.: 7,25 p. 17 cc. sang.

$Co^2$24 cc.,12. O.17 cc.,12. Az.1 cc.,50.

Résultats de l'analyse quantitative de 10 gr. de sang :

Poids sérum, 6,660.
Poids fibrine, 0,030.
Poids glob. frais, 3,310, par différence.

On injecte par la veine humérale 1 cc. sang, renfermant un très-grand nombre de bactéries et de granulations. L'animal, détaché, reste un bon moment frappé de stupeur ; il a de nombreuses déjections, puis il se remet peu à peu.

Le sang (A) montre, au microscope, des hématies frangées, quelques-unes renferment des granulations réfringentes. Pas de leucocytes en excès.

28 et 29 juin. Animal abattu, il frissonne ; la diarrhée continue ; il tousse de temps à autre, ne mange plus ; il se remet cependant peu à peu, et, le 4 juillet, on prend par la carotide droite :

1° 70 cc. sang analysé directement, A.
2° 50 cc. sang défibriné, suroxygéné dans l'oxygène, B.

Temp. r., 40° ; pression barom. 0,7588.

9ᵉ *analyse*, A. — Vol. gaz.: 40,30 p. 70 cc. sang.

$Co^3$40 cc.,27. O.15 cc.,43. Az.1 cc.,80.

10ᵉ *analyse*, B. — Vol. gaz.: 18,30 p. 40 cc. sang.

$Co^2$26 cc.,50. O.18 cc.,00. Az.1 cc.,50.

Résultats fournis par l'analyse quantitative de 10 gr. de sang :

Poids sérum, 6,740.
Poids fibrine, 0,050.
Poids glob. frais, 3210, par différence.

L'examen microscopique montre dans le sang (A) des hématies frangées ; celles qui ont été suroxygénées reprennent leurs formes normales.

Animal sacrifié. Autopsie non faite. Poids, 14 k.

Cette dernière expérience sur la septicémie montre combien les globules perdent vite de leur coefficient d'absorption. En effet, la deuxième analyse de la première saignée a donné un maximum de capacité oxygénante de 26 cc. pour un poids de 3 gr. 60 de globules frais, et il existait une différence de 5 cc. due à la suroxygénation du sang défibriné à l'air (analyses 1 et 2).

Sous l'influence septicémique, la capacité d'absorption pour l'oxygène tombe de 26 cc. à 11 cc. 8, alors

que la différence entre le poids des globules frais
n'est représenté que par 0gr.125, le maximum de suroxygénation est encore plus faible dans la troisième
saignée, il n'est que de 0 cc. 33, l'animal, à ce moment,
il est vrai, venait d'être très-malade. Les analyses sui-
vantes établissent que, peu à peu, sous l'influence du
retour à la santé, la capacité d'absorption pour l'oxygène augmente, et que la suroxygénation se rétablit.

EMPOISONNEMENT PAR L'OXYDE DE CARBONE.

17e *expérience*.

17 novembre. Chien jeune, neuf, poil ras. Poids, 14 k.
Temp. r., 38,2; resp., 18; puls., 64.
L'animal étant morphiné, on met à découvert la jugulaire et la
carotide, on prend par celle-ci :

  1° 37 cc. sang analysé directement, A.
  2° 18 cc. sang défibriné, suroxygéné, B.
  3° 20 gr. sang pour analyse quantitative.

Temp. merc., 20°; pression, 0,7612.

1re *analyse*, A. — Vol. gaz.: 18,00 p. 37 cc. sang.
  CO_2 30 cc.,00. O. 17 cc.,30. Az. 2 cc.,30.

2e *analyse*, B. — Vol. gaz.: 7,80 p. 14 cc. sang.
  CO_2 27 cc.,13. O. 26 cc.,00. Az. 2 cc.,00.

Résultats fournis par l'analyse quantitative de 10 gr. de sang :
  Poids sérum., 6,170.
  Poids fibrine, 0,030.
  Poids glob. frais, 3,800. par différence.
Dans la veine-cave supérieure, par sonde introduite dans la ju-
gulaire :
  1° 37 cc. sang veineux analysé directement, A.

Temp. merc., 20°, pression barom., 0,7612.

3e *analyse* C. — Vol. gaz.: 22 cc. p. 37 cc. sang.
  CO_2 47 cc.,20. O. 10 cc.,80. Az. 1 cc.,35.

On fait ensuite respirer à l'animal de l'oxyde de carbone. Au
bout de quelques instants, convulsions. On prend alors dans la
carotide, préalablement mise à découvert :

  1° 25 cc. sang analysé directement, A.
  2° 30 cc. sang défibriné, suroxygéné, B.
  3° 20 gr. sang pour analyse quantitative.

4e analyse, A. — Vol. gaz. : 8,05 p. 25 cc. sang..
$Co^2$28 cc., 00. O.2 cc.,40. Az.1 cc.,80.
5₀ analyse, B. — Vol. gaz.: 5,95 p. 25 cc. sang.
$Co^2$16 cc., 80. O.5 cc.,05. Az.1 cc. 60.

Au moment de l'analyse, on a eu soin de chauffer le ballon d'extraction à une température moindre que 38°, pour ne pas dégager l'oxyde de carbone.

Réflexions. — Nous voyons donc que, dans l'empoisonnement par l'oxyde de carbone, la capacité d'absorption pour ce gaz est plus énergique que pour l'oxygène, et que le battage à l'air n'augmente que très-peu la fixation de ce dernier : : 2. 40 : 5. 10 ; le globule rouge est donc devenu un corps inerte, bien qu'il ait continué à rester à l'état figuré dans le liquide sanguin, et de ce qu'il ne s'oxygène plus dans le poumon, il est par cela même incapable de remplir ses fonctions vis-à-vis des tissus de l'économie.

ENDUIT CUTANÉ.

18₀ expérience.

Lapin femelle. Poids, 3 k. 250.
1ᵉʳ juillet. On enduit le corps de l'animal d'une couche d'huile d'olive. Temp. r., 39°. La carotide a d'abord été isolée, et on a pris :

1° 8 cc., 9 sang analysé directement, A.
2° 10 cc. sang défibriné, suroxygéné, B.

1ʳᵉ analyse, A. — Vol. gaz.: 4,15 p. 9 cc.,30 sang.
$Co^2$28 cc., 60. O.15 cc.,70. Az.2 cc.,00.

2ᵉ analyse, B. — Vol. gaz.: 3,50 p. 8 cc. sang.
$Co^2$24 cc.,00. O.17 cc.,50. Az.1 cc.,80.

2 juillet. L'animal ne paraît pas souffrir de l'état dans lequel il se trouve placé. Temp. R. 36,8, on prend par la carotide :

1° 9 cc. sang, analysé directement, A.
2° 10 cc. sang défibriné, suroxygéné, B.

3ᵉ analyse, A. — Vol. gaz : 4,10 pour 9 cc. sang.
Co^2.24,40. O.16.80. Az.3,30.

4ᵉ analyse, B. — Vol. gaz : 3,10 pour 8 cc. sang.
Co^2.19,00. O.18,00. Az.1,80.

3 juillet. Animal refroidi, mouvements respiratoires très-amples mais ralentis ; dès qu'on le touche il se débat violemment. Temp. R. 35°4, on isole la fémorale et on prend :

1o 9 cc. sang analysé directement, A.
2° 11 cc. sang défibriné suroxygéné, B.

5e *analyse*, A. — Vol. gaz : 3,80 pour 9 cc. sang.
Co^2.21,11. O.10,00. Az.11,00.

6e *analyse*, B. — Vol. gaz : 2,95 pour 8 cc. sang.
Co^2.18,45. O.16,50. Az.1,05.

L'animal meurt dans la soirée.

Autopsie. — On trouve le sang noir dans les vaisseaux.

Réflexions. — Les analyses de la 3e saignée montrent que la capacité d'absorption du sang pour l'oxygène avait sensiblement baissé, mais n'était pas détruite, car le sang suroxygéné à l'air accuse un maximum de suroxygénation de 6 cc. 50 pour 100 cc. de liquide sanguin.

EMPOISONNEMENT PAR LE PHOSPHORE.

19e *Expérience.*

11 juillet. Chien ayant déjà servi, robuste, quoique amaigri, poids 12 k. 850. Temp. R. 40°. Puls. 110. Resp. 18 ; la carotide étant mise à découvert, on prend :

1c 10 cc. sang analysé directement, A.
2° 15 cc. sang défibriné, suroxygéné, B.
3o 20 gr. sang pour analyse quantitative.

Temp. mercure 23°. Pression barométrique, 0,7558.

1e *analyse*, A. — Vol gaz : 5,75 pour 10 cc. sang.
Co^2.40,27. O.15.43. Az.2,00.

2e *analyse*, B. — Vol. gaz : 4,60 pour 10 cc. sang.
$Co^2$26,50. O.18,00. Az.1,55.

Résultats fournis par l'analyse quantitative de 10 gr. sang.

Poids sérum, 6,800.
Poids fibrine, 0,050.
Poids glob. frais, 3,150, par différence.

On injecte par sonde œsophagienne, 25 gr. environ d'huile phosphorée. Les premiers jours qui suivent l'injection, l'animal a de la diarrhée, des vomissements, son urine très-rouge est recouverte d'une pellicule irisée, il ne paraît pas très-mal, mange sa ration, mais reste continuellement couché.

19 juillet. Temp. R. 39°. Puls. 102. Resp. 18.

L'animal est toujours dans le même état, on isole une carotide et on prend :

    1° 9 cc,6 sang analysé directement, A.
    2° 20 cc. sang défibriné, suroxygéné B.
    3° 20 gr. sang pour analyse quantitative.

Temp. mercure 23°. Pression b. 0,7592.

3e *analyse*, A. — Vol. gaz : 9 cc. 40 pour 15 cc. sang.
    CO_2.45,33. O.15,33. Az.2,00.

4e *analyse*, B. — Vol. gaz : 3 cc. 90 pour 9 cc. 60 sang.
    $CO_2$21,87. O.17,20. Az.1,60.

Résultats fournis par l'analyse quantitative de 10 gr. de sang.
    Poids sérum, 6,970.
    Poids fibrine, 0,060.
    Poids glob. frais. 2,970, par différence.

L'observation microscopique du sang ne révèle rien d'anormal sur les hématies, augmentation des leucocytes. Le caillot de la saignée était très diffluent.

L'animal qui paraît n'avoir nullement subi l'influence du phosphore, est cependant amaigri, a les yeux chassieux, mais paraît gai et mange bien.

25 juillet. On prend par artère fémorale mise à découvert :

    1° 9 cc. 60 sang analysé directement, A.
    2° 7 cc. sang défribriné, suroxygéné, B.
    3° 20 gr. sang, pour analyse quantitative.

Temp. mercure. Pression barométrique.

5e *analyse*, A. — Vol. gaz : 5,25 pour 9,60 sang.
    CO_2.39,78. O.14,51. Az.2,00.

6e *analyse*, B. — Vol. gaz : 2 cc. 00 pour 5 cc. 20 san .
    CO_2.13,46. O.22,11. Az.2,00.

Résultats fournis par l'analyse quantitative 9 gr. sang.
    Poids sérum, 6,810.
    Poids fibrine, 0,020.
    Poids glob. frais. 3,170, par différence.

Cette expérience non terminée (l'animal est encore en observation) montre que, par les résultats des analyses 1 et 2, que le sang ne paraissait pas s'être ressenti de l'influence du poison ; la troisième analyse fait voir que, sous l'influence du retour à la santé, le coefficient d'absorption d'oxygène des globules s'est beaucoup relevé.

CONCLUSIONS.

1° La capacité d'absorption du sang pour l'oxygène est en raison directe de la quantité d'hémoglobine fixée dans les globules.

2° Il paraît exister, dans le sang physiologique d'un même animal, un rapport constant entre le poids des globules frais et leur capacité d'absorption pour l'oxygène.

3° Dans divers cas pathologiques, l'hémoglobine d'un certain nombre de globules ne jouit plus de sa propriété de fixer de l'oxygène pendant la fonction de l'hématose.

4° La combinaison de certains produits toxiques organiques ou inorganiques avec les globules sanguins rend ceux-ci incapables de servir aux combustions intimes des tissus.

5° A l'état pathologique, tout en conservant leur forme caractéristique, on trouve des globules devenus incolores par la perte de leur hémoglobine.

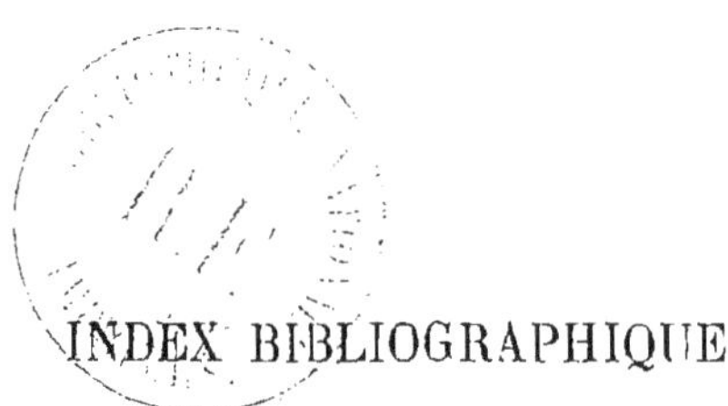

INDEX BIBLIOGRAPHIQUE

J. Mayow. — Tractatus quinque medico-physici : quorum primus agit de sal-nitro et spiritu nitro-aero, secundus de respiratione, etc. Oxinii, 1674.

Hassenfratz. — Mémoire sur la combinaison de l'oxygène avec le carbone et l'hydrogène du sang, etc. (In Ann. de Chimie, t. IX, p. 275). 1791.

J. Dalton. — On the absorption of gazes by water and other liquids (in mémoires de la Société philosophique de Manchester, 2e série, t I). 1805.

J. Davy. — Expériences sur le sang des animaux (in Phil. transact , t. CIV p. 590), 1814.

Vogel. — De l'existence de l'acide carbonique dans le sang et dans l'urine (in Ann. de physique et chimie, t. XCIII), 1815.

Prévost et Dumas. — Examen du sang et de son action dans les divers phé-nomènes de la vie (in ann. de chimie, t. XVIII), 1821.

Edward (William). — De l'influence des agents physiques sur la vie Paris 1824.

Davy (J). — Is there any free carbonic acid-in the blood ? (In Edimb. med. journal, t. XXIX, p. 253), 1828.

Collard de Martigny. — Recherches expérimentales et critiques sur l'ab-sorption et l'exhalation respiratoires. (In journal de Magendie, t. X, p. 3), 1830.

Denis (de Commercy). — Recherches expérimentales sur le sang humain considéré à l'état sain. Paris, 1830.

Hoffmann (G.) — Experiments on the colors of the blood and the gazes wich it contains. (In Gazette médicale de Londres, t. XI), 1833.

Matteucci. — Sur l'odeur développée par l'action de l'acide sulfurique sur le sang. (In ann. de chimie et de physique, t. LII), 1833.

Enschut. — Dissertatio physiologico-medica de respirationis chimismo. Netrecht, 1836.

Nasse. — Le sang examiné sous le rapport physiologique et sous le rapport pathologique. Bonn, 1836.

Birchoff. — Commentatio de novis experimentis chimico-physiologicis ad illustrandam doctrinam de respiratione institutis (Heidelberg), 1837.

Lecann. — Etudes chimiques sur le sang. Thèse de Paris, 1837.

L. Magnus. — Neber die im Blute enthaltenen gazé. (In ann. des Soc. nat., zool., 2e série, t. VIII, p. 79), 1837.

Ancell. — Lectures on physiology and pathology of the blood. (In the Lancet, t. I), 1839.

Andral et Gavarret. — Recherches sur les modifications de quelques princi-pes du sang dans les maladies. (In ann. de chimie et de physique, 3e série, t. V), 1842.

Andral. — Essai d'hémathologie pathologique. Paris, 1843.

Becquerel et Rodier. — Recherches sur la composition du sang dans l'état de santé et de maladie. Paris, 1844.

Figuier. — Sur une nouvelle méthode pour l'analyse du sang et sur la constitution chimique des globules. (In ann. de physique et de chimie, 3ᵉ série, t. XI), 1844.

Robin et Verdeil. — Chimie physiologique et anatomique. Paris, 1853.

Schmidt (A.) — Hamatologishe studien. Doyat, 1855.

Cl. Bernard. — Leçons sur les effets des substances toxiques et médicamenteuses. Paris, 1857.

Brown Sequard. — Recherches sur les propriétés du sang chargé d'oxygène et du sang chargé d'acide carbonique. (In comptes rendus de l'académie des sciences), 1857.

Meyer (Lothar). — Die gaze des blutes. (In zeitsch. f. rati. med., t. VIII. p. 256), 1857.

Fernet. — Du rôle des principaux éléments du sang dans l'absorption ou le dégagement des gaz de la respiration (Thèse de doctorat ès-sciences). Paris, 1858.

Robin. — Sur quelques points de l'anatomie et de la physiologie des globules rouges du sang. (In journal physiologie, p. 283). Paris, 1858.

Cl. Bernard. — Leçons sur les propriétés physiologiques et les altérations pathologiques des liquides de l'organisme. Paris, 2 vol., 1869.

Longet. — Traité de physiologie. Paris, 1860-61.

H. Milne Edwards. — Leçons sur la physiologie et l'anatomie comparée de l'homme et des animaux. t. I.

Navvrochi. — De Claudii Bernadii methodo oxygenii copiam in sanguine determinandi. (Diss. inaug. Breslau), 1863.

Quinquaud. — De l'absorption maxima de l'oxygène par l'hémoglobine. (In comptes rendus de l'académie, 1873, t. 76).

Béclard. — Traité de physiologie, Paris, 1866.

Ch. Robin. — Traité des humeurs. Paris, 1866.

P. Bert. — Leçons sur la physiologie comparée de la respiration. Paris. 1870.

Brouardel. — Analyses des gaz du sang dans différentes maladies. In Comptes-rendus de la Société médicale de hôpitaux. 1870.

Jolyet et Légerot. — De la pression du sang dans le système artériel chez les batraciens, les reptiles, les poissons, les oiseaux et les mammifères. In compt. rendus de la Société de biologie, 1872.

Urbain et Mathieu — Des gaz du sang (in journal de physiologie de Brown-Sequard, Vulpian et Charcot), 1872.

P. Bert. — Recherches expérimentales sur l'influence que les modifications dans la pression barométrique exercent sur les phénomènes de la vie. Paris, 1874.

Paris, A. Parent, imprimeur de la Faculté de Médecine, rue Mr-le-Prince, 31

www.ingramcontent.com/pod-product-compliance
Ingram Content Group UK Ltd.
Pitfield, Milton Keynes, MK11 3LW, UK
UKHW021651130726
13696UKWH00004B/1532